简易

穴位按摩

保健防病速查

成向东 主编

吉林出版集团
吉林科学技术出版社

图书在版编目（CIP）数据

简易穴位按摩保健防病速查 / 成向东主编. —长春：吉林
科学技术出版社，2013.9
ISBN 978-7-5384-6537-2

Ⅰ.①简…　Ⅱ.①成…　Ⅲ.①穴位按压疗法－基本知识
Ⅳ.①R245.9

中国版本图书馆CIP数据核字(2013)第037205号

简易穴位按摩保健防病速查

主　　编　成向东
编委会

成向东　刘红霞　李明亚　牛东升　李青凤　石艳芳　石　沛　余　梅　张金华　康剑剑　魏丽朋
刘国永　李　迪　石玉林　樊淑民　谢铭超　王会静　陈　旭　王　娟　徐开全　杨慧勤　卢少丽
张　瑞　李军艳　崔丽娟　季子华　吉新静　石艳婷　陈进周　李　丹　李洪仕　王长启　崔文庆
逯春辉　李　鹏　李　军　张　伟　高　杰　高　坤　高子珺　杨　丹　李　青　梁焕成　戴俊益
于永珊　葛龙广　李明杰　张华一　邓丽娜　王胜红　李　利　田　景　张　静　韩建立　杨　力
马　磊　杨传华　黄山章　侯建军　李春国　李海艳　王　丽　王宪明　袁雪飞　张玉红　张景泽
张俊生　张辉芳

出版人　李　梁
责任编辑　吴文凯　赵洪博
开　　本　710mm×1000mm　1/16
字　　数　228千字
印　　张　12.5
印　　数　1-15000册
版　　次　2013年9月第1版
印　　次　2013年9月第1次印刷
出　　版　吉林出版集团
　　　　　吉林科学技术出版社
发　　行　吉林科学技术出版社
地　　址　长春市人民大街4646号
邮　　编　130021
发行部电话/传真　0431-85677817　85635177　85651759
　　　　　　　　　　　　　　　85651628　85600611　85670016
储运部电话　0431-84612872
编辑部电话　0431-86037698
网　　址　www.jlstp.net
印　　刷　延边新华印刷有限公司
书　　号　ISBN 978-7-5384-6537-2
定　　价　29.90元

按摩是中国最古老的医疗方法。早在公元前14世纪，就有"按摩"的文字记载。中国现存最早的医典——《黄帝内经》，不仅记载了按摩的起源，而且指出了按摩的作用和应用。

中医认为，通过穴位按摩，可强身健体百病不生。这是因为穴位按摩可疏通经络、调节人体机能、平衡阴阳，进而达到防治各种常见小病、延年益寿之功效。

为了让广大的读者更好地防治各种常见病、多发病，我们特别编撰了这本《简易穴位按摩保健防病速查》。

全书共分为八章。第一章让您首先了解按摩的取穴方法、按摩的手法以及按摩的原则及细节，以便更好地发挥按摩的作用。第二章介绍了日常生活中常见疾病的按摩疗法，如头痛、感冒、咳嗽、肩周炎等。第三章介绍了夫妻易得的疾病，如不孕、乳腺增生、早泄、前列腺炎等，让您通过按摩使夫妻生活更和谐。第四章对中老年易发的疾病做了详细的介绍，让您按摩出健康，生活更轻松。第五章对小儿易发疾病介绍了主要的按摩疗法，通过按摩不仅可以缓解孩子的不适，还可增加与孩子之间的亲子互动。第六章主要针对现代生活中很多人的亚健康状态，去医院检查没有病，可又确实感到身体不适，这种情况可以通过按摩缓解不适增强体质。第七章介绍了办公室疾病的按摩疗法，让您的工作状态更完美。第八章介绍了突发病症的应急按摩，让您从容的面对突发病症。

希望本书能让您不吃药、不打针，通过按摩的方法，更好地预防疾病，收获健康。

目录 CONTENTS

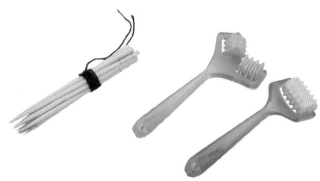

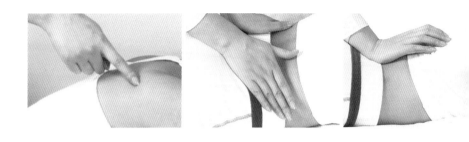

第三章 图解夫妻按摩治疗男、女疾病

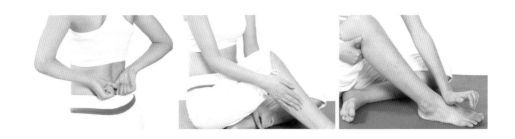

第七章 图解办公室疾病对症按摩法

第八章 图解突发症状应急按摩法

索引

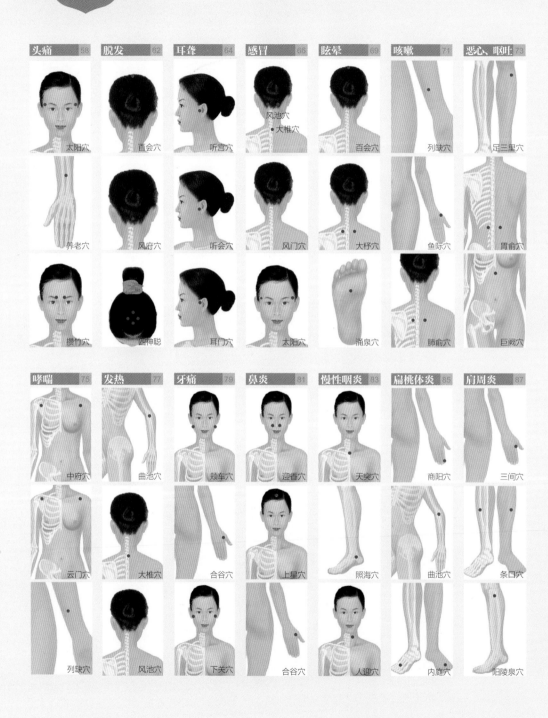

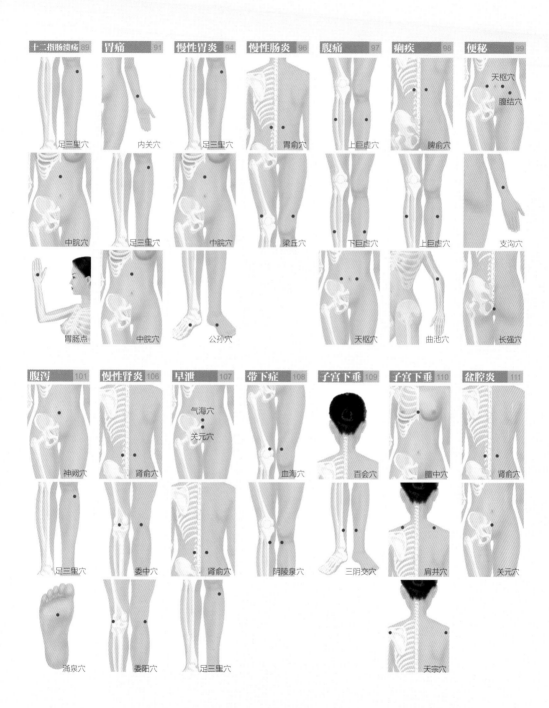

十二指肠溃疡 89	胃痛 91	慢性胃炎 94	慢性肠炎 96	腹痛 97	痢疾 98	便秘 99

足三里穴　内关穴　足三里穴　胃俞穴　上巨虚穴　脾俞穴　天枢穴 腹结穴

中脘穴　足三里穴　中脘穴　梁丘穴　下巨虚穴　上巨虚穴　支沟穴

胃肠点　中脘穴　公孙穴　　天枢穴　曲池穴　长强穴

腹泻 101	慢性肾炎 106	早泄 107	带下症 108	子宫下垂 109	子宫下垂 110	盆腔炎 111

神阙穴　肾俞穴　气海穴 关元穴　血海穴　百会穴　膻中穴　肾俞穴

足三里穴　委中穴　肾俞穴　阴陵泉穴　三阴交穴　肩井穴　关元穴

涌泉穴　委阳穴　足三里穴　　　天宗穴

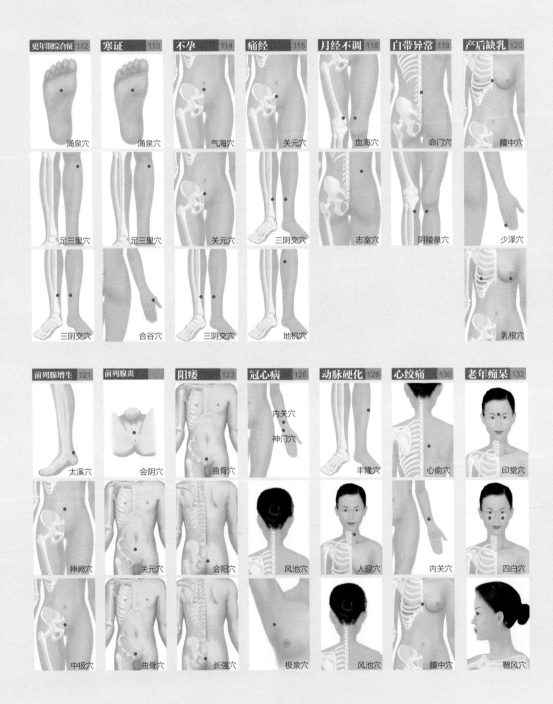

更年期综合征 112	寒证 113	不孕 114	痛经 115	月经不调 118	白带异常 119	产后缺乳 120
涌泉穴	涌泉穴	气海穴	关元穴	血海穴	命门穴	膻中穴
足三里穴	足三里穴	关元穴	三阴交穴	志室穴	阴陵泉穴	少泽穴
三阴交穴	合谷穴	三阴交穴	地机穴			乳根穴

前列腺增生 121	前列腺炎	阳痿 123	冠心病 126	动脉硬化 128	心绞痛 130	老年痴呆 132
太溪穴	会阴穴	曲骨穴	内关穴 / 神门穴	丰隆穴	心俞穴	印堂穴
神阙穴	关元穴	会阳穴	风池穴	人迎穴	内关穴	四白穴
中极穴	曲骨穴	长强穴	极泉穴	风池穴	膻中穴	翳风穴

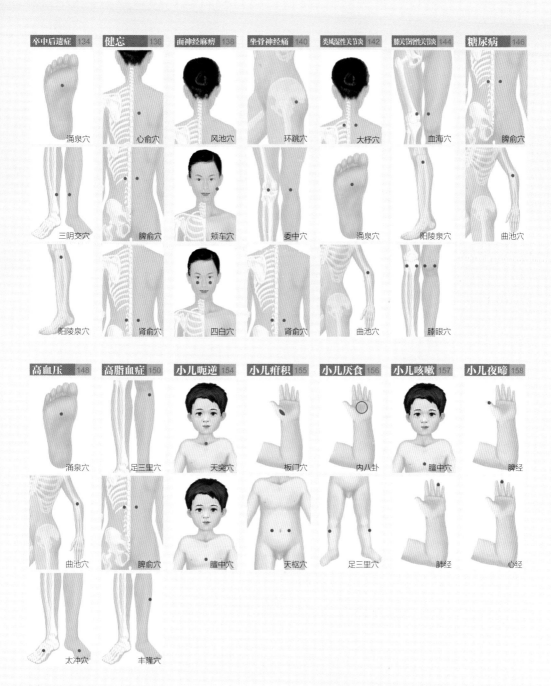

卒中后遗症 134	健忘 136	面神经麻痹 138	坐骨神经痛 140	类风湿性关节炎 142	膝关节增生性关节炎 144	糖尿病 146
涌泉穴	心俞穴	风池穴	环跳穴	大杼穴	血海穴	脾俞穴
三阴交穴	脾俞穴	颊车穴	委中穴	涌泉穴	阳陵泉穴	曲池穴
阳陵泉穴	肾俞穴	四白穴	肾俞穴	曲池穴	膝眼穴	

高血压 148	高脂血症 150	小儿呃逆 154	小儿疳积 155	小儿厌食 156	小儿咳嗽 157	小儿夜啼 158
涌泉穴	足三里穴	天突穴	板门穴	内八卦	膻中穴	脾经
曲池穴	脾俞穴	膻中穴	天枢穴	足三里穴	肺经	心经
太冲穴	丰隆穴					

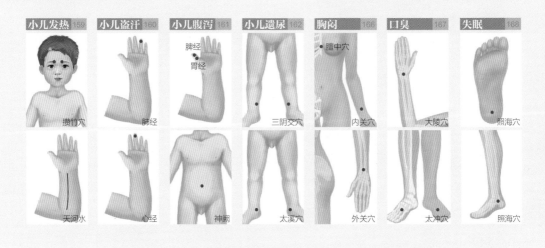

小儿发热 159	小儿盗汗 160	小儿腹泻 161	小儿遗尿 162	胸闷 166	口臭 167	失眠 168
攒竹穴	肺经	脾经 胃经	三阴交穴	膻中穴 内关穴	大陵穴	照海穴
天河水	心经	神阙	太溪穴	外关穴	太冲穴	照海穴

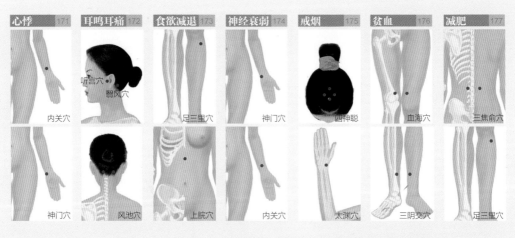

心悸 171	耳鸣耳痛 172	食欲减退 173	神经衰弱 174	戒烟 175	贫血 176	减肥 177
内关穴	听宫穴 翳风穴	足三里穴	神门穴	四神聪	血海穴	三焦俞穴
神门穴	风池穴	上脘穴	内关穴	太渊穴	三阴交穴	足三里穴

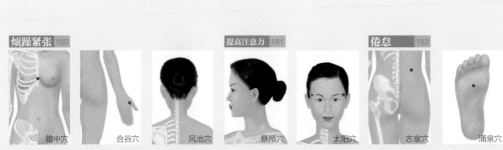

烦躁紧张 180		提高注意力 181			倦怠 182	
膻中穴	合谷穴	风池穴	悬颅穴	太阳穴	志室穴	涌泉穴

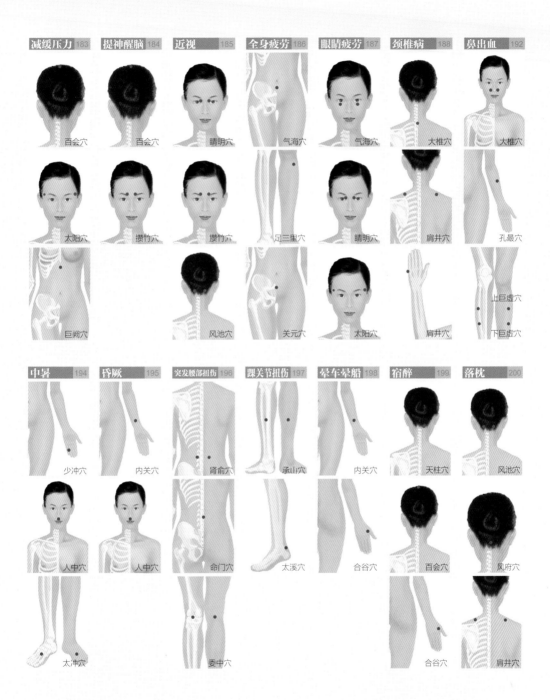

減缓压力 183
百会穴
太阳穴
巨阙穴

提神醒脑 184
百会穴
攒竹穴

近视 185
睛明穴
攒竹穴
风池穴

全身疲劳 186
气海穴
足三里穴
关元穴

眼睛疲劳 187
气海穴
睛明穴
太阳穴

颈椎病 188
大椎穴
肩井穴
肩井穴

鼻出血 192
大椎穴
孔最穴
上巨虚穴
下巨虚穴

中暑 194
少冲穴
人中穴
太冲穴

昏厥 195
内关穴
人中穴

突发腰部扭伤 196
肾俞穴
命门穴
委中穴

踝关节扭伤 197
承山穴
太溪穴

晕车晕船 198
内关穴
合谷穴

宿醉 199
天柱穴
百会穴
合谷穴

落枕 200
风池穴
风府穴
肩井穴

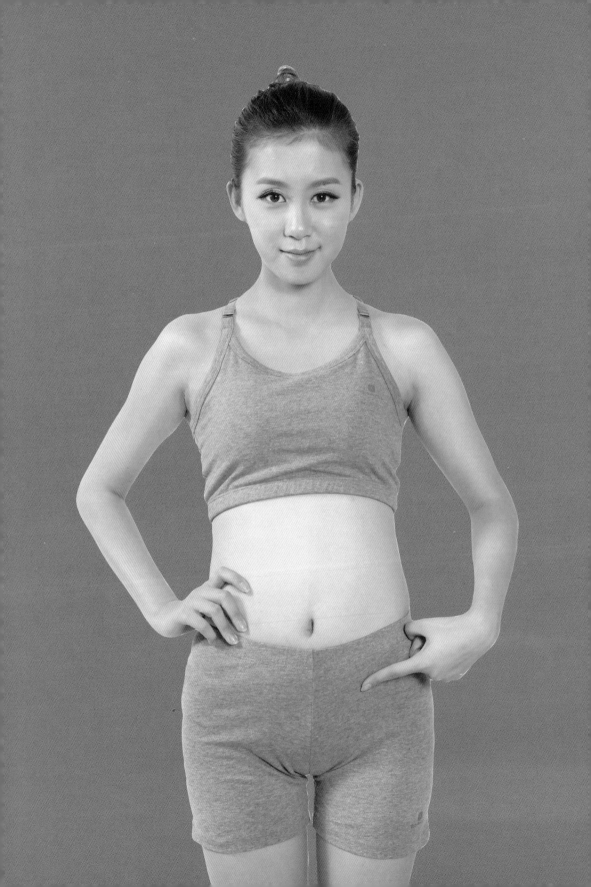

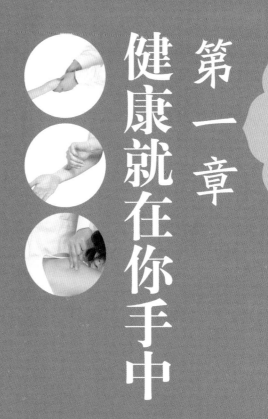

第一章 健康就在你手中

按摩是什么

按摩是通过穴位、经络或神经系统的传导，直接或间接地刺激肌肉、骨骼、关节、韧带、神经、血管，产生局部或全身性的反应，这种变化使人体内部的各种生理机能逐渐趋于正常，增加人体抵抗力，达到"有病治病，无病健身"的目的。

按摩对人体的益处

按摩对呼吸系统的作用：通过对穴位、经络、神经等的刺激及传导作用，影响肺的功能。如按摩肺俞、膈俞及相关穴，能够调整胸膈、肺的状态，从而产生镇咳、平喘、化痰作用，可加深呼吸，增加氧气的吸入和二氧化碳的排出，恢复肺的弹性。同时使呼吸肌发达，增加肺活量，使肺保持良好状态。

按摩对消化系统的好处：按摩的刺激使胃肠道平滑肌的张力、弹力、收缩力增加，从而加速胃肠蠕动，同时通过交感神经的作用，使支配内脏器官的神经兴奋，促进胃肠消化液的分泌。

对免疫系统的好处：按摩可提高人体的免疫力，使白细胞的数量增加，并能增强白细胞的噬菌能力。

对神经系统的好处：局部按摩可使周围神经产生兴奋，加速传导反射作用，从而改变内脏的活动，如刺激第五胸椎处，可使贲门括约肌松弛。

对血液系统的好处：能清除血液中的有害物质，还可降低胆固醇、血脂。

对运动系统的好处：按摩可使肌肉纤维被动活动，使被牵拉的肌肉放松，消除疲劳，提高肌肉的运动能力。

对其他方面的好处：**对表皮的作用**：按摩首先与皮肤接触，使皮下毛细血管扩张、充血、温度增高，使腺体分泌增加，故皮肤润泽而有弹性，可施于美容按摩，因此有减少皮下脂肪堆积的功效，可为减肥手段之一。

对疼痛的好处：按摩使细胞膜的稳定性增强，改变钾离子浓度，使疼痛症状缓解或消失。

对淋巴循环的好处：改善淋巴循环，加速水肿及渗出物等病理产物的代谢，有利于肿胀、渗出物的消除。

3种简易取穴法
让你快速找到按摩位置

依据体表标志取穴

固定标志：根据骨骼或肌肉形成的凸起或凹陷，五官的轮廓、发际、手指或足趾、乳头、脐窝等定位取穴。如三阴交穴以足内踝尖为标志，在其上3寸，胫骨内侧缘后方。

活动标志：根据关节、肌肉、肌腱、皮肤等活动时出现的空隙、凹陷、皱纹定位取穴。如颊车穴在下颌角上方约一横指当咬肌隆起、按之凹陷处。

依据人体骨节定位取穴

骨节定位取穴是指以全身骨节为主要标志，将身体不同部位规定成一定的长度或宽度的分寸。不论男女、老少、高矮、胖瘦，均可按一定的骨节分寸在自身测量取穴。

人体各部位骨度分寸：
前发际正中至后发际正中12直寸
眉间（印堂穴）至前发际正中3直寸
眉间（印堂穴）至后发际正中再至第七颈椎棘突下（大椎穴）18直寸
两额角（头维穴）之间9横寸
两乳突之间9横寸
胸骨上窝至胸剑联合中点9直寸
胸剑联合中点至脐中8直寸
脐中至耻骨联合上缘5直寸
两乳头之间8横寸
腋窝顶点至第十一肋游离端12直寸
肩胛骨内缘至后正中线3横寸
肩峰外缘至后正中线8横寸
腋前后纹头至肘横纹（平肘尖）9直寸
肘横纹（平肘尖）至腕掌掌背横纹12直寸
耻骨联合上缘至肌骨内上髁上缘18直寸
胫骨内侧髁下方至内踝尖13直寸
股骨大转子至腘横纹19直寸
腘横纹至外踝尖16直寸

依据体表标志取穴

根据骨骼或肌肉形成的凸起或凹陷，五官的轮廓、发际、手指或足趾、乳头、脐窝等定位取穴。如三阴交穴以足内踝尖为标志，在其上3寸，胫骨内侧缘后方。

1.中指同身寸法

以中指中节屈曲时内侧两端纹头之间宽度作为1寸，可用于四肢部取穴和背部取穴。

2.拇指同身寸法

以拇指指间关节的横向宽度作为1寸，适用于四肢取穴。

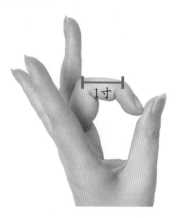

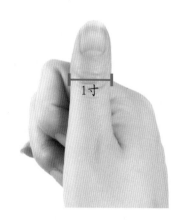

3.横指同身寸法

将食、中、无名指、小指并拢，以中指中节横纹处为准，画一条水平线，横向宽度为3寸；示指和中指中节的侧面横纹之间的宽度为1.5寸，适用于头、躯干、四肢取穴。

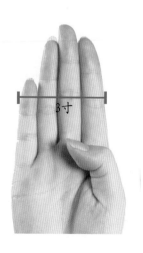

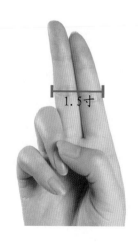

看图识位
让自己成为最好的家庭按摩师

手太阴肺经

关联穴位

中府、云门、天府、侠白、尺泽、孔最、列缺、经渠、太渊、鱼际、少商

主治病症

本经腧穴可主治呼吸系统和本经脉所经过部位的病症，例如咳嗽、喘息、咯血、胸闷胸痛、咽喉肿痛、外感风寒及上肢内侧前缘疼痛等。

按摩时间

最佳时间：凌晨3~5点

次选时间：上午9~11点

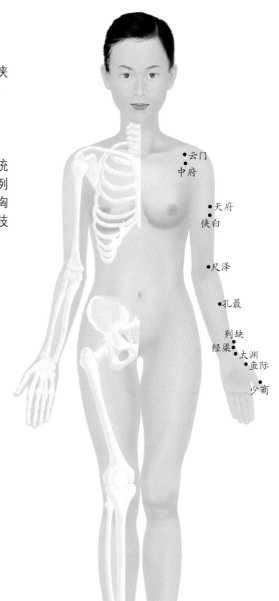

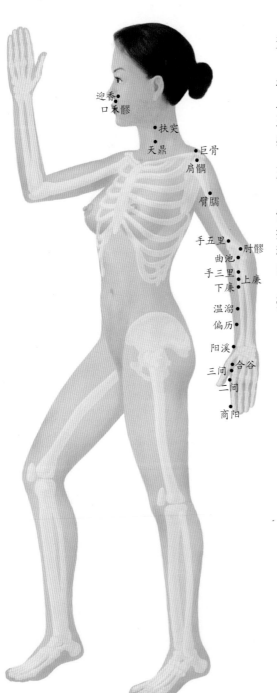

迎香
口禾髎
扶突
天鼎
巨骨
肩髃
臂臑
手五里
曲池
手三里
下廉
温溜
偏历
阳溪
三间
二间
商阳
肘髎
上廉
合谷

手阳明大肠经

关联穴位

商阳、二间、三间、合谷、阳溪、偏历、温溜、下廉、上廉、手三里、曲池、肘髎、手五里、臂臑、肩髃、巨骨、天鼎、扶突、口禾髎、迎香

主治病症

本经腧穴主治本经循行部位疼痛、焮热肿痛或寒冷麻木等症，如腹痛、肠鸣、泄泻、便秘、咽喉肿痛、牙痛、面瘫、耳鸣、上肢麻木等。

按摩时间

最佳时间：上午5~7点

次选时间：上午7~9点

足阳明胃经

关联穴位

　　承泣、四白、巨髎、地仓、大迎、颊车、下关、头维、人迎、水突、气舍、缺盆、气户、库房、屋翳、膺窗、乳中、乳根、不容、承满、梁门、关门、太乙、滑肉门、天枢、外陵、大巨、水道、归来、气冲、髀关、伏兔、阴市、梁丘、犊鼻、足三里、上巨虚、条口、下巨虚、丰隆、解溪、冲阳、陷谷、内庭、厉兑

主治病症

　　本经腧穴主治肠胃等消化系统、神经系统、呼吸系统、循环系统某些病症和咽喉、头面、口、牙、鼻等器官病症，如腹胀、水肿、咽喉肿痛、鼻出血、胸部疼痛、下肢疼痛等。

按摩时间

　　最佳时间：上午7~9点

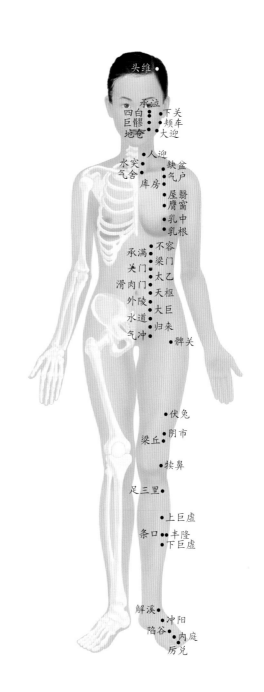

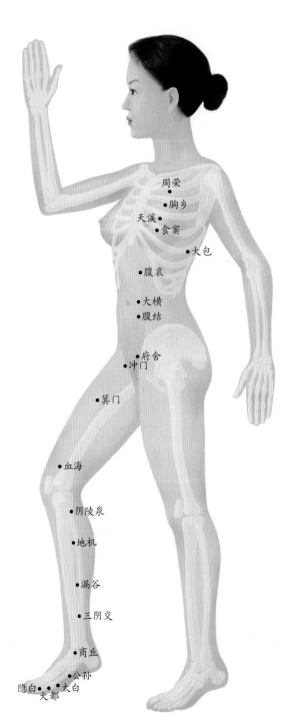

周荣
胸乡
天溪
食窦
大包
腹哀
大横
腹结
府舍
冲门
箕门
血海
阴陵泉
地机
漏谷
三阴交
商丘
公孙
隐白　太白
大都

足太阴脾经

关联穴位

隐白、大都、太白、公孙、商丘、三阴交、漏谷、地机、阴陵泉、血海、箕门、冲门、府舍、腹结、大横、腹哀、食窦、天溪、胸乡、周荣、大包

主治病症

本经腧穴主治脾胃、妇科、前阴病及经脉循行部位的其他病症，如胃脘痛、呕吐、嗳气、腹胀、便溏、黄疸、身重无力、舌根强痛、下肢内侧肿胀、足大趾运动障碍等。

按摩时间

最佳时间：上午9~11点

手少阴心经

关联穴位

极泉、青灵、少海、灵道、通里、阴郄、神门、少府、少冲

主治病症

本经腧穴可主治循环系统、神经系统病症以及经脉循行所过部位的病症，例如心痛、心悸、失眠、咽干、口渴、癫狂及上肢内侧后缘疼痛等。

按摩时间

最佳时间：上午11点~下午1点

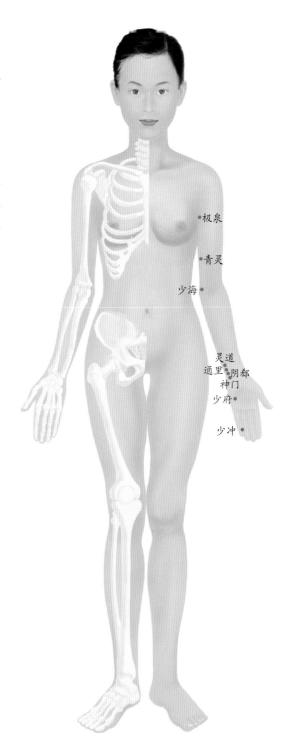

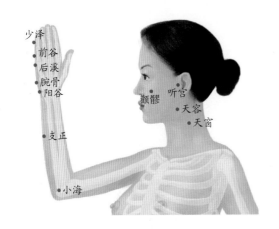

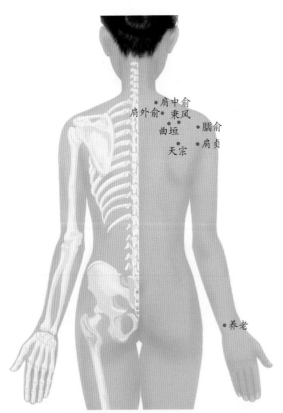

手太阳小肠经

关联穴位

少泽、前谷、后溪、腕骨、阳谷、养老、支正、小海、肩贞、臑俞、天宗、秉风、曲垣、肩外俞、肩中俞、天窗、天容、颧髎、听宫

主治病症

本经腧穴主治头、颈、面、眼、鼻、耳、口、牙、咽喉、肠胃病及经脉循行部位的其他病症，如耳聋、牙痛、头痛、口腔炎、咽喉肿痛、腹痛、腹泻、便秘、痔疮等。

按摩时间

最佳时间：下午1~3点

足太阳膀胱经

关联穴位

睛明、攒竹、眉冲、曲差、五处、承光、通天、络郄、玉枕、天柱、大杼、风门、肺俞、厥阴俞、心俞、督俞、膈俞、肝俞、胆俞、脾俞、胃俞、三焦俞、肾俞、气海俞、大肠俞、关元俞、小肠俞、膀胱俞、中膂俞、白环俞、上髎、次髎、中髎、下髎、会阳、承扶、殷门、浮郄、委阳、委中、附分、魄户、膏肓俞、神堂、噫嘻、膈关、魂门、阳纲、意舍、胃仓、肓门、志室、胞肓、秩边、合阳、承筋、承山、飞扬、跗阳、昆仑、仆参、申脉、金门、京骨、束骨、足通谷、至阴

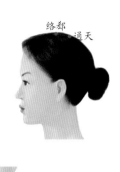

主治病症

本经腧穴主治泌尿生殖系统、神经系统、呼吸系统、循环系统、消化系统的病症及本经所过部位的病症，如癫痫、头痛、目疾、鼻病、遗尿、小便不利及下肢后侧部位的疼痛等。

按摩时间

最佳时间：
下午3~5点

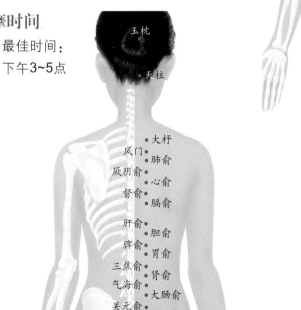

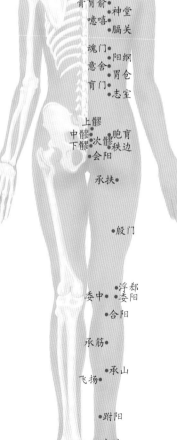

足少阴肾经

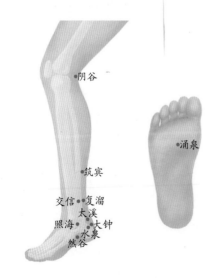

俞府 · 彧中
神藏 · 灵墟
神封 · 步廊
　　　　 幽门
腹通谷 · 阴都
石关 · 商曲
肓俞 · 中注
四满 · 气穴
大赫 · 横骨

阴谷

筑宾
交信 · 复溜
太溪
照海 · 大钟
　　 水泉
然谷

涌泉

关联穴位

涌泉、然谷、太溪、大钟、水泉、照海、复溜、交信、筑宾、阴谷、横骨、大赫、气穴、四满、中注、肓俞、商曲、石关、阴都、腹通谷、幽门、步廊、神封、灵墟、神藏、彧中、俞府

主治病症

本经腧穴主治妇科、肾、肺、咽喉病症以及经脉循行部位的病变，如月经不调、遗精、小便不利、水肿、便秘、泄泻等。

按摩时间

最佳时间：下午5~7点

次选时间：上午11点~下午1点

手厥阴心包经

关联穴位

天池、天泉、曲泽、郄门、间使、内关、大陵、劳宫、中冲

主治病症

本经腧穴主治心血管系统、神经系统和本经所经过部位的病症，如心痛、心悸、心胸烦闷、癫狂、呕吐、热病、疮病及肘臂挛痛等。

按摩时间

最佳时间：晚上7~9点

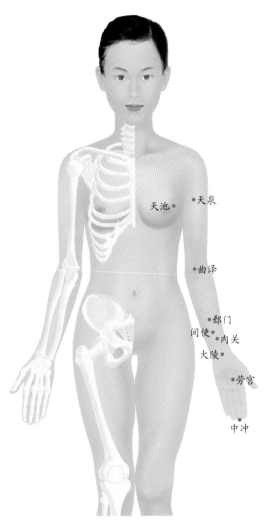

天池 · · 天泉

· 曲泽

· 郄门
间使 · · 内关
大陵 ·

· 劳宫

· 中冲

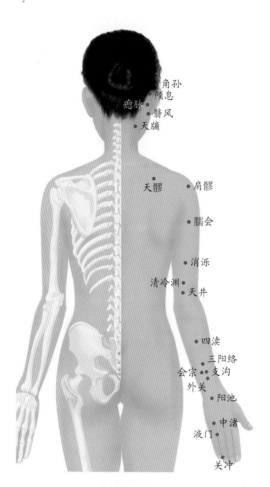

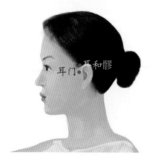

手少阳三焦经

关联穴位

关冲、液门、中渚、阳池、外关、支沟、会宗、三阳络、四渎、天井、清冷渊、消泺、臑会、肩髎、天髎、天牖、翳风、瘈脉、颅息、角孙、耳门、耳和髎、丝竹空

主治病症

本经腧穴主治热病、头面五官病症和本经经脉所过部位的病症，如头痛、耳聋、耳鸣、目赤肿痛、颊肿、水肿、小便不利、遗尿以及肩臂外侧疼痛等。

按摩时间

最佳时间：晚上9~11点

足少阳胆经

关联穴位

瞳子髎、听会、上关、颔厌、悬颅、悬厘、曲鬓、率谷、天冲、浮白、头窍阴、完骨、本神、阳白、头临泣、目窗、正营、承灵、脑空、风池、肩井、渊液、辄筋、日月、京门、带脉、五枢、维道、居髎、环跳、风市、中渎、膝阳关、阳陵泉、阳交、外丘、光明、阳辅、悬钟、丘墟、足临泣、地五会、侠溪、足窍阴

主治病症

本经腧穴主治头面五官、神志、热病以及本经脉所经过部位的病症，如口苦、目眩、头痛、颔痛、腋下肿、胸胁痛、骨盆部肿痛、下肢外侧疼痛等。

按摩时间

最佳时间：晚上11点~凌晨1点

次选时间：晚上9~11点

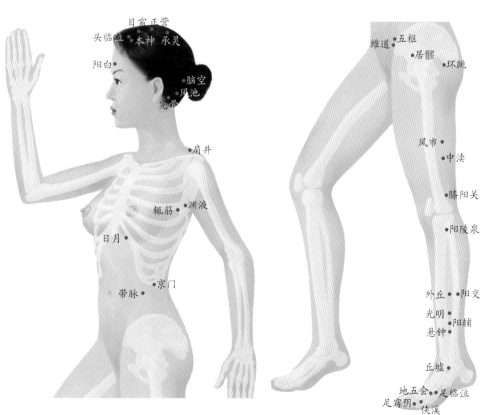

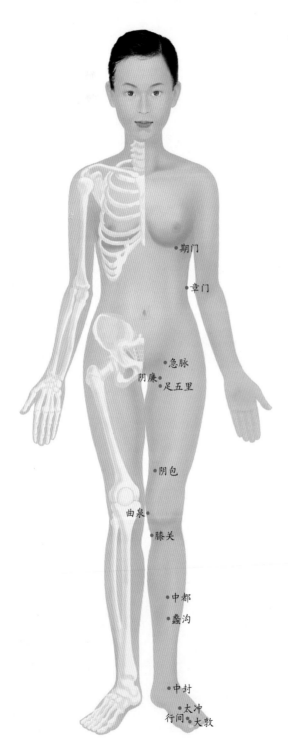

期门

章门

急脉

阴廉

足五里

阴包

曲泉

膝关

中都

蠡沟

中封

太冲

行间

大敦

足厥阴肝经

关联穴位

大敦、行间、太冲、中封、蠡沟、中都、膝关、曲泉、阴包、足五里、阴廉、急脉、章门、期门

主治病症

本经腧穴主治肝胆病、神经系统病、妇科、前阴病以及经脉循行部位的其他病症，如腰痛、胸满、呃逆、遗尿、小便不利、疝气、小腹痛等。

按摩时间

最佳时间：凌晨1~3点

次选时间：晚上7~9点

督脉

关联穴位

长强 、腰俞、腰阳关、命门、悬枢、脊中、中枢、筋缩、至阳、灵台、神道、身柱、陶道、大椎、哑门、风府、脑户、强间、后顶、百会、前顶、囟会、上星、神庭、素髎、水沟、兑端、龈交

主治病症

本经腧穴主治神志病、热病、腰骶、背、头项局部病症及相应的内脏疾病，如手足拘挛、抽搐，癫痫、精神分裂症、头痛、颈项疼痛、四肢疼痛及麻木等。

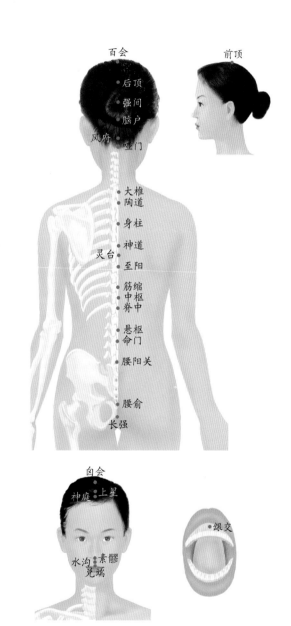

百会　后顶　强间　脑户　前顶　风府　哑门　大椎　陶道　身柱　神道　至阳　灵台　筋缩　中枢　脊中　悬枢　命门　腰阳关　腰俞　长强

囟会　神庭　上星　水沟　素髎　兑端　龈交

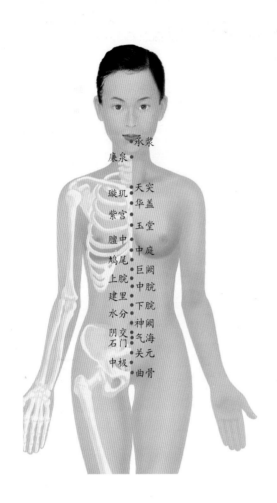

承浆
廉泉
璇玑
紫宫
膻中
鸠尾
上脘
建里
水分
阴交
石门
中极

天突
华盖
玉堂
中庭
巨阙
中脘
下脘
神阙
气海
关元
曲骨

会阴

任脉

关联穴位

　　会阴、曲骨、中极、关元、石门、气海、阴交、神阙、水分、下脘、建里、中脘、上脘、巨阙、鸠尾、中庭、膻中、玉堂、紫宫、华盖、璇玑、天突、廉泉、承浆

主治病症

　　本经腧穴主治腹、胸、颈、头面的局部病症及相应的内脏器官疾病，如痔疮、泄泻、尿道炎、胸腹疼痛、脐腹冷、乳腺炎等。

手背反射区示意图

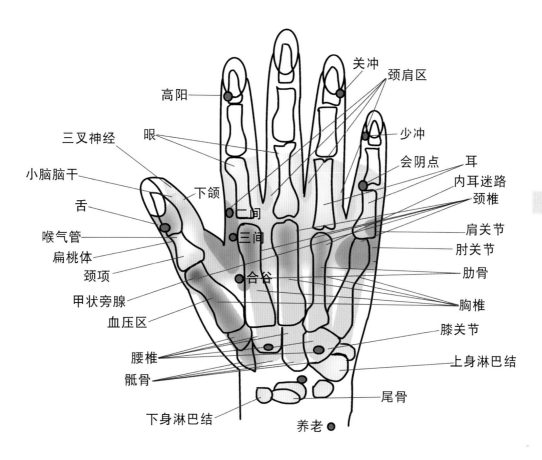

高阳
三叉神经
小脑脑干
舌
喉气管
扁桃体
颈项
甲状旁腺
血压区
腰椎
骶骨
下身淋巴结

眼
下颌
二间
三间
合谷

关冲
颈肩区
少冲
会阴点

养老

耳
内耳迷路
颈椎
肩关节
肘关节
肋骨
胸椎
膝关节
上身淋巴结
尾骨

图解手、足、耳反射区

右手掌反射区示意图

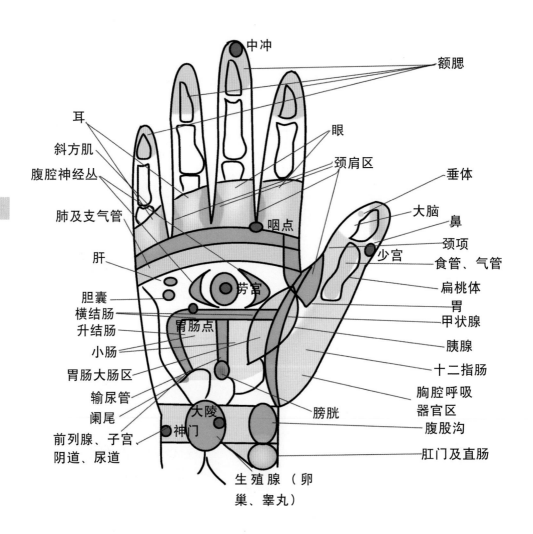

中冲
额腮
耳
斜方肌
腹腔神经丛
眼
颈肩区
垂体
大脑
鼻
肺及支气管
咽点
少宫
颈项
食管、气管
肝
劳宫
扁桃体
胆囊
胃
横结肠
甲状腺
升结肠
胃肠点
胰腺
小肠
十二指肠
胃肠大肠区
胸腔呼吸
器官区
输尿管
膀胱
腹股沟
阑尾
大陵
前列腺、子宫
阴道、尿道
神门
肛门及直肠
生殖腺（卵
巢、睾丸）

左手掌反射区示意图

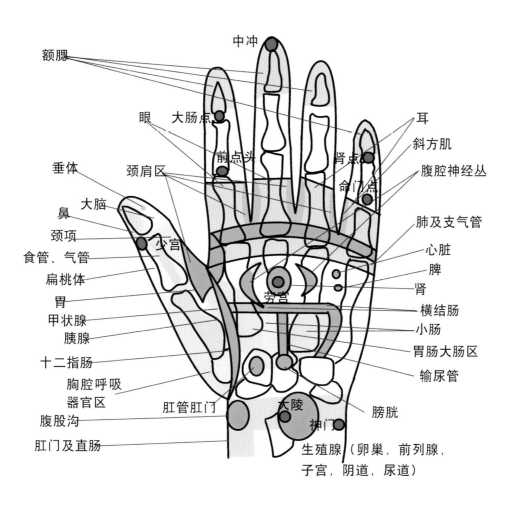

额腮

中冲

眼　大肠点

耳

斜方肌

前点头

肾点

颈肩区

命门点

腹腔神经丛

垂体

大脑

鼻

颈项

食管、气管

扁桃体

胃

甲状腺

胰腺

十二指肠

胸腔呼吸
器官区

腹股沟

肛门及直肠

少宫

劳宫

肺及支气管

心脏

脾

肾

横结肠

小肠

胃肠大肠区

输尿管

肛管肛门

大陵

膀胱

神门

生殖腺（卵巢，前列腺，
子宫，阴道，尿道）

足内侧反射区示意图

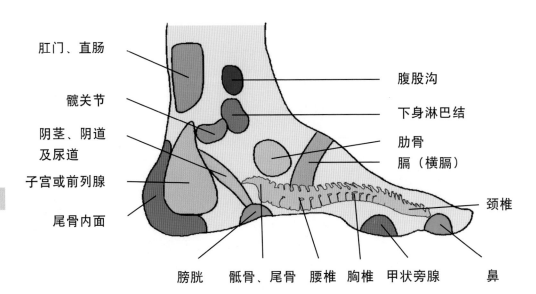

肛门、直肠

髋关节

阴茎、阴道
及尿道

子宫或前列腺

尾骨内面

腹股沟

下身淋巴结

肋骨

膈（横膈）

颈椎

鼻

膀胱　　骶骨、尾骨　腰椎　胸椎　甲状旁腺　　　鼻

足外侧反射区示意图

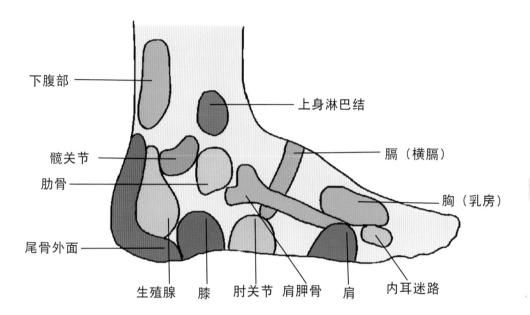

下腹部

上身淋巴结

髋关节

膈（横膈）

肋骨

胸（乳房）

尾骨外面

生殖腺　膝　肘关节　肩胛骨　肩　内耳迷路

足底反射区示意图

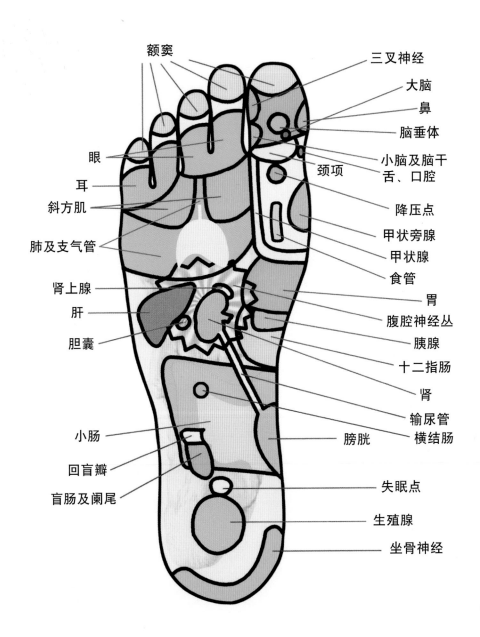

额窦
三叉神经
大脑
鼻
脑垂体
小脑及脑干
舌、口腔
颈项
眼
耳
斜方肌
降压点
甲状旁腺
甲状腺
食管
肺及支气管
胃
腹腔神经丛
肾上腺
胰腺
肝
十二指肠
胆囊
肾
输尿管
横结肠
小肠
膀胱
回盲瓣
盲肠及阑尾
失眠点
生殖腺
坐骨神经

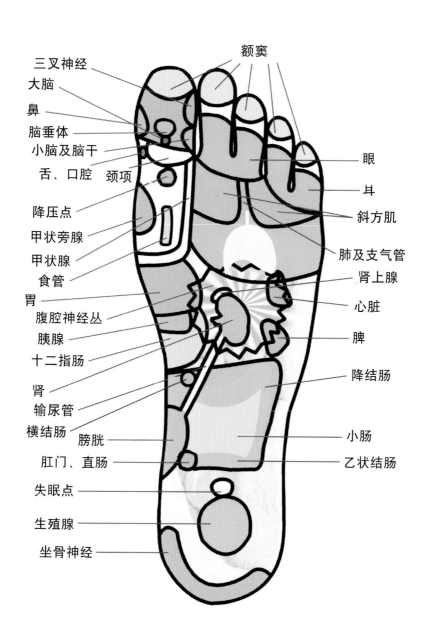

三叉神经
大脑
鼻
脑垂体
小脑及脑干
舌、口腔　颈项
降压点
甲状旁腺
甲状腺
食管
胃
腹腔神经丛
胰腺
十二指肠
肾
输尿管
横结肠　膀胱
肛门、直肠
失眠点
生殖腺
坐骨神经

额窦

眼
耳
斜方肌
肺及支气管
肾上腺
心脏
脾
降结肠
小肠
乙状结肠

足背反射区示意图

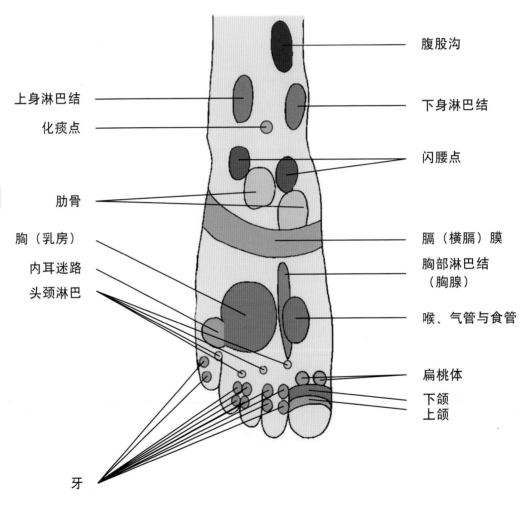

腹股沟

上身淋巴结

化痰点

下身淋巴结

闪腰点

肋骨

膈（横膈）膜

胸（乳房）

胸部淋巴结
（胸腺）

内耳迷路

头颈淋巴

喉、气管与食管

扁桃体

下颌

上颌

牙

耳正面反射区示意图

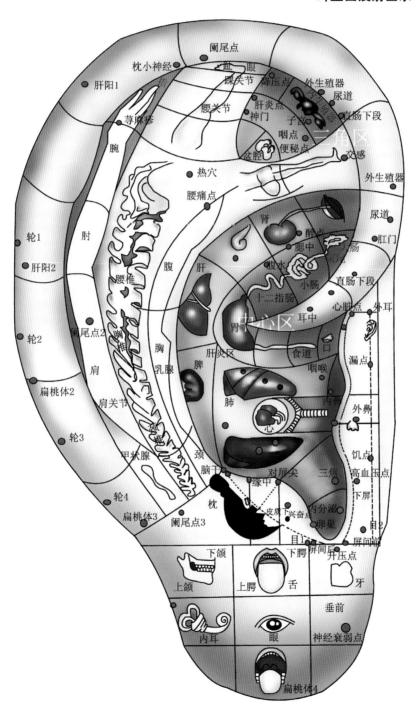

耳背面反射区示意图

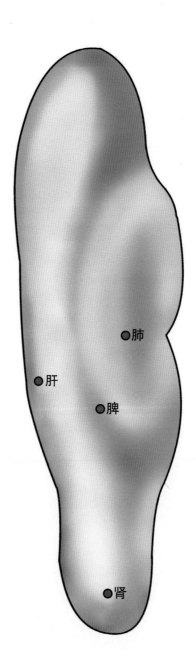

手法决定功效
图解25种常用按摩手法

推法 通经利窍

手法：用拇指、手掌、拳面以及肘尖紧贴治疗部位，运用适当的压力，进行单方向的直线移动的手法。

平推法：用指、掌、拳面沿经络循行或沿肌肉纤维走向直线推动，着力要均匀、速度宜缓慢。

直推法：用手指、掌或鱼际部位要紧贴皮肤，用力着实，推进速度和力度要均匀，持续，动作要协调，保持一定的与皮肤垂直的力度，做单方向直线推法。

分推法：以两手拇指或多指，按压在施术部位，向两侧相反方向，分开推动的方法。

合推法：以两手指或两掌，从两个不同方向，位置相对地向中间点汇拢推进的方法。

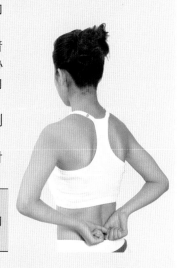

要领：肩及上肢放松，操作向下的压力要适中、均匀，用力深沉平稳，呈直线移动，不可歪斜，推进的速度宜缓慢均匀，每分钟50次左右。

功效：具有行气止痛，温经活络，调和气血的功效。

拿法 舒通四肢关节筋络

手法：用拇指与示、中指或用拇指与其余四指螺纹面着力，做对称性相对用力，在一定的穴位或部位上进行一紧一松的捏提动作的一种手法。

三指拿法：此拿法以手指为主。此法适用于指、趾等身体较小的部位。

五指拿法：用拇指与其余四指指面为着力部位，相向对称用力挤压，捏而提起。

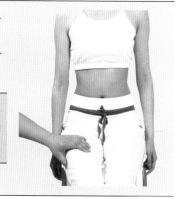

要领：肩及上肢放松，操作向下的压力要适中、均匀，用力深沉平稳，呈直线移动，不可歪斜，推进的速度宜缓慢均匀，每分钟50次左右。

功效：舒筋通络，解表发汗，镇静止痛，开窍提神。

摩法 消化疾病和时尚美容的常用按摩手法

手法：用手掌或指腹轻放于体表治疗部位，做环形的、有节律的摩动手法。

指摩法：手指并拢，指掌部自然伸直，腕微屈曲，以示指、中指、无名指及小指的中节和末节指腹贴附于施术部位的皮肤上，做直线或环旋摩动的手法。

掌摩法：手掌自然，伸直，腕关节放松，贴附于旋术部位，以掌心和掌根为着力点，在腕及前臂带动下，持续、连贯、有节奏地环转摩动，叫掌摩法。此法用于腰背部及胸腹部。

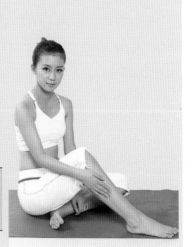

要领：腕关节放松，指掌关节自然伸直，着力部位紧贴体表，前臂连同腕部做缓和协调的环旋抚摩活动，顺时针或逆时针方向均匀往返操作。

功效：具有益气和中，消积异滞，疏肝理气，调节肠胃，活血散瘀，消肿止痛等功能。

按法 一般用于胸胁病痛

手法：用拇指、掌根等部位按压体表一定的部位或穴位，逐渐用力，向下用力，并持续几秒至半分钟。

指按法：以拇指指腹或示、中、无名指指腹，按压体表的方法，此方法常用于穴位。
指腹按压法：用另一手拇指重叠按压，此方法常用于穴位。
指端按法：以指端按压，此方法常用于穴位。
屈指按法：示指屈曲，以指背按压，此方法常用于穴位。
掌按法：以掌根、全掌或鱼际部位进行按压的，此方法常用于背、腹等较大部位。

要领：垂直按压，固定不移，用力由轻到重，稳而持续，忌用暴力。指压法结束时不宜突然放松，应逐渐递减按压的力量。

功效：安心宁神、镇静止痛、温中散寒、矫正畸形。

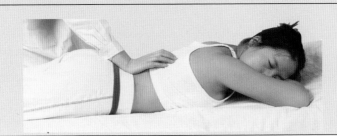

捏法 行气活血，对脏腑功能有益

手法：用拇指和示、中两指相对，挟提皮肤，双手交替捻动，向前推进。

啄捏法：以双手微握，无名指与小指握向掌心，虎口向
上，示指自然微弯。用拇指与中指指腹相对用
力，一张一合，反复、持续、快速地捏拿皮肤。

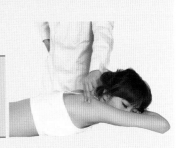

要领：以腕关节用力为主，指关节作连续不断灵活轻巧
地挤捏，双手同时操作要协调，用力均匀柔和，
速度可快可慢，快者每分钟100~120 次，慢者
每分钟30~60 次。

功效：具有调和阴阳，增补元气，健脾和胃，疏通经
络，行气活血的作用。

揉法 缓解疲劳

手法：用手的不同部位，着力于一定的部位上，作圆形或螺旋形的揉动，以带动
该处的皮下组织随手指或掌的揉动而滑动的手法。

大鱼际揉法：用手掌大鱼际在治疗部位上进行轻柔灵活的揉动的方法。
掌根揉法：用掌根附着于施术部位上，以肘关节为支点，前臂做主动运动，带动腕掌
做小幅度的回旋运动，使掌根部在施术部位上进行柔和的连续不断的旋
转揉动的方法。
拇指揉法：以腕关节为支点，拇指主动做环转运动，余指配合拇指做助力运动，使
拇指螺纹面在施术部位上做连续不断的旋转揉动的方法。
中指揉法：中指指间关节伸直，掌指关节微屈，以中指螺纹面着力于施术部位或穴位上
的方法。

功效：具有加速血液循环、改善局部组织的新陈代谢、活血散瘀缓解痉挛和减轻疼
痛的作用。

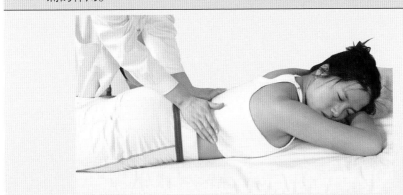

擦法 温经透热，治疗寒症

手法：用指或掌为着力部位，在施术部位作直线快速往返运动，使之摩擦生热的手法。

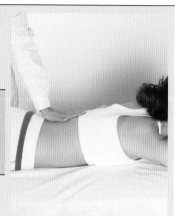

指擦法：将示指、中指并拢，用螺纹面做往返的直线擦动的方法。

鱼际擦法：用鱼际在穴位上做往返的直线擦动的方法。

掌擦法：用手掌在穴位上做往返的直线擦动的方法。

要领：腕关节要伸直，使前臂与手接近相平，以肩关节为支点，带动手掌作前后或左右直线往返擦动，不可歪斜，手掌向下的压力要均匀适中，动作要均匀而连贯。

功效：此手法常用于疏通经络、调和气血、放松肌肉、祛风散寒、解痉止痛。

滚法 加大受力

手法：用手背近小指侧部分或小指、无名指、中指的掌指关节突起部分着力，通过腕关节伸屈和前臂旋转的复合运动，持续不断地作用于被按摩的部位上的方法。

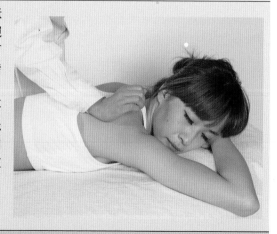

拳滚法：是单手半握拳，贴近于皮肤体表部位进行直线操作，腕关节的第二至第五掌指关节背侧完成的，腕关节的旋转是以手背的尺侧来完成的。

小鱼际滚法：是第五掌指关节背侧要贴近体表部位进行直线或弧线操作，不能拖动或跳动，肩臀，肘关节微屈部肌肉要放松，压力、频率、摆动幅度要均匀，动作协调要灵活。

要领：肩臂和手腕要放松，肘关节微屈约120°，即腕关节屈曲、前臂旋后时向外滚动约80°，腕关节伸展，前臂旋前时向内滚动约40°，着力要均匀，动作要协调而有节律，一般滚动的频率每分钟约140次。

功效：具有活血散瘀，消肿止痛，缓解肌肉痉挛的功效，此外，还能增强肌肉的活动能力和韧带的柔韧性，促进血液循环及消除肌肉疲劳的作用。

搓法 放松肌肉、解痉止痛

手法：两手掌面夹住肢休，对称用力做相反方向地来回快速搓揉，或作顺时针方向地回环搓揉，即做双掌对揉的动作。

指搓法：此搓法以手指为主。此法适用于指、趾等身体较小的部位。

鱼际搓法：此搓法以两手鱼际为主。此法适用于人体四肢远端肌肉。

掌面搓法：此搓法以手掌面为主。此法适用于腰背、胸腹、肩背、四肢近端肌肉等面积较大的部位。

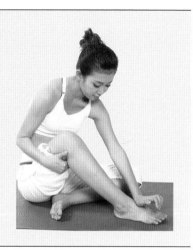

要领：操作时两手用力要对称，动作柔和而均匀，搓动要快，移动要慢。

功效：此手法常用于疏通经络、调和气血、放松肌肉、祛风散寒、解痉止痛。

拍法 急、慢性腰肌劳损的常用按摩手法

手法：手指自然并拢，用腕关节摆动作起落，反复着力于体表施术部位的方法。

四指拍打法：以示指、中指、无名指、小指并拢，平放拍打部位，使皮肤微红为度。

指背拍打法：五指自然屈曲，用腕部屈伸撮动带动手指，以指背拍打施术部位。

虚掌拍打法：五指并拢呈空掌状，在体表进行拍打。

五指撒拍法：五指撒开，伸直，用小指外侧前端，顺肢体或肌筋的方向，于施术部位进行拍打的方法。

要领：拍打时，肩、肘、腕要放松，以手腕发力，着力轻巧而有弹性，动作要协调灵活，频率要均。

功效：有促进血液循环，舒展肌筋，消除疲劳和调节神经肌肉兴奋性的作用。

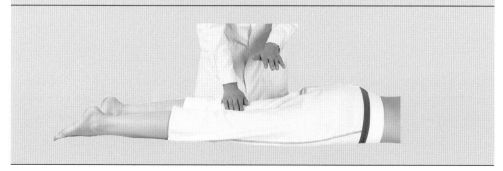

抖法 肢体放松，滑利关节

手法：用单手或双手握住患肢远端，作连续的、小幅度的、频率较高的上下抖动的手法。

肢体抖动法：用双手或单手握住肢体远端，微用力作连续小幅度的上下快速抖动。

肌肉抖动法：用手轻轻抓住肌肉，进行短时间的左右快速抖动。

要领：动作要连续、均匀，频率由慢到快，再由快到慢；抖动的幅度要小，频率一般较快，用力不要过大。

功效：具有舒筋通络、放松肌肉、滑润关节的功效。

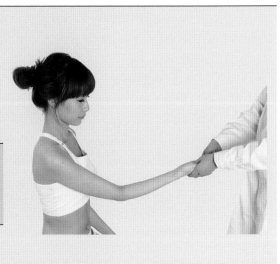

点法 刺激穴位，疏导经络

手法：用屈曲的指间关节突起部分为力点，按压于某一治疗点上的方法。

拇指端点法：用手握空拳，拇指伸直并紧贴于示指中节的桡侧面，以拇指端为力点压于治疗部位。

屈拇指点法：是以手握拳，拇指屈曲抵住示指中节的桡侧面，以拇指指间关节桡侧为力点压于治疗部位。

屈示指点法：是以手握拳并突出示指，用示指近节指间关节为力点压于治疗部位。

要领：动作要灵活，用力可稍大，要带动皮肤一起揉动，不要和体表有摩擦移动。

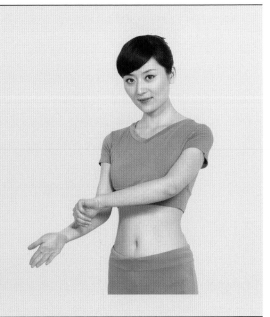

牢记这些原则
让按摩疗效事半功倍

给他人按摩的注意事项

1. 按摩前要修剪指甲，用温水洗手，将指环等有碍操作的物品摘掉。
2. 要耐心地向患者解释病情，态度要温和。
3. 调整好患者的坐卧姿势，既要舒适又便于操作。
4. 按摩手法要轻重合适，并随时观察病人表情，使患者有舒服感。
5. 每次按摩时间以20～30分钟为宜。
6. 在患者情绪波动较大的情况下，如大怒、大喜、大恐、大悲等情绪，不宜按摩。
7. 饭后不要立即按摩，应在饭后2小时左右按摩。
8. 按摩时要注意保暖，以防着凉。

自我按摩的注意事项

1. 根据自己的实际情况和需要，选用适宜的按摩方法，并按规定的手法、经络、穴位依次进行。
2. 按摩手法上应先轻后重、由浅入深，循序渐进，切勿用力过大，以免擦伤皮肤。同时要清洁双手，修剪指甲。
3. 在按摩时放松肌肉，自然呼吸，宽衣松带。
4. 在空气流通、温度适宜的室内进行按摩，每日可做1～2次，每次20～30分钟。
5. 女性怀孕期间，不宜按摩肩井、合谷、三阴交、昆仑等穴位以及小腹、腰骶部，以防早产、流产等不良反应发生。
6. 患有严重的心、肝、肾等疾病要按摩，须遵医嘱。
7. 患有传染性疾病者，如肝炎、肺结核、流感、流脑、性病等，不宜按摩。

按摩前须知的适应证、禁忌证

适应证	
关节肌肉损伤	扭伤、关节脱位、腰肌劳损、肌肉萎缩、颜面肌肉痉挛、急性或慢性风湿性关节炎、关节滑囊肿痛和关节强直。
疼痛类	偏头痛，三叉神经痛，肋间神经痛，股神经痛，坐骨神经痛，腰背神经痛，四肢关节痛（包括肩、肘、腕、膝、踝、指（趾）关节疼痛），由风湿而引起的肩、背、腰、膝等部的肌肉疼痛。
其他类	如神经性呕吐，消化不良症，习惯性便秘，胃下垂，慢性胃炎，失眠，遗精，痛经，神经官能症。
禁忌证	

各种急性传染病，急性骨髓炎，结核性关节炎，传染性皮肤病，皮肤湿疹，水火烫伤，皮肤溃疡，肿瘤，以及各种疮疡等症。此外，妇女经期，怀孕五个月以上的孕妇，急性腹膜炎、急性化脓性腹膜炎、急性阑尾炎患者。某些久病过分虚弱的、素有严重心血管病的或高龄体弱的患者，都是禁忌按摩的。

按摩的时间掌控

按摩时间以不超过20分钟为宜，若是敏感性皮肤可缩短至10~15分钟，因为按摩时间过长会使皮肤表层温度提高，血液循环加速，使敏感程度加剧；刚清洁过的暗疮性皮肤尤其要缩短按摩时间，否则可能导致皮肤炎症的扩散。

按摩中的反应应对

在按摩过程中，身体会有各种反应，须针对身体反应选择正确的操作方法，可使按摩效果更佳。

酸：气血不足，可通过按摩将新鲜气血引过来。

麻：气至血不至，可以巡经络向上找到敏感点按摩。

胀：气有余而血不足，可多按摩此处，揉散即可。

痛：有淤血阻塞，可用刮痧、按摩等方式消除浅层淤血。

痒：气血在冲击此处的脏污，可按摩此处。

木：气血均未至，需要通过按摩将新鲜气血引过来。

酸痛：因血少，进而流动缓慢，然后产生瘀滞，不通则痛，按摩即可。

僵硬疼痛：肢体受到酸痛侵袭后，没有及时进行调治，使血液在此处形成淤血，变得僵硬疼痛。落枕、颈椎病、肩周炎或者关节炎等都属此类型。

木槌、按摩棒、击打棒	米粒、菜子、花子、王不留行子
用木槌、按摩棒、击打棒凸出的一端进行击打按摩。	在1厘米见方的药用胶布中央放一粒米或菜子、花子、王不留行子，在指压或按摩后贴在穴位上，有保持按摩效果的作用。
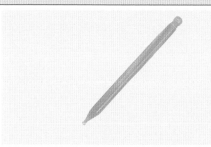	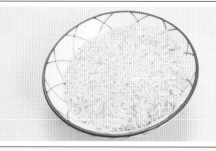
足底按摩器	**鹅卵石**
脚踩在按摩器上面，凸起的部分可以按摩脚底。	可将鹅卵石踩在脚底，来回搓动，按摩足底。
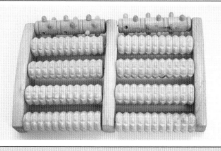	
夹子	**牙签**
用夹子夹住疼痛穴位，能达到同捏法一样的按摩效果，而且十分便捷。	使用牙签不带尖的一端，按压指尖、耳朵等窄小部位上的穴位。
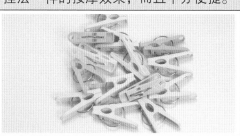	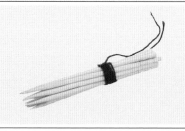

圆珠笔、铅笔、钥匙	牙刷、软毛刷、浴刷
在脚掌、手掌、胳膊这些面积较小的部位施加较强的力时，用圆珠笔或铅笔代替手指会更方便；钥匙压住穴位部分的面积较小，刺激较强。	利用牙刷、软毛刷、浴刷沿经络的循行路线进行刷擦，可以代替摩法或擦法，不仅省力而且效果更佳。但要注意力度，不可将皮肤擦破。
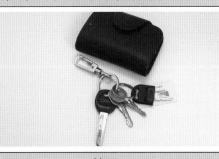	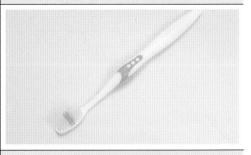
梳子	**夹趾器、按摩环**
用梳子梳头或手心，可以较好地刺激这两个部位的穴位；梳背和梳柄则可以用来拍打或按摩背部、颈部等部位，起到促进血液循环的作用。	夹趾器是用脚趾夹住按摩器进行穴位按摩；按摩环是将脚伸入环内，上下移动，刺激小腿部穴位。
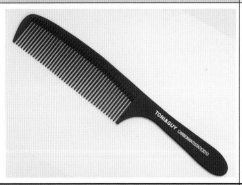	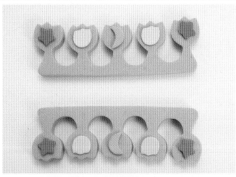
核桃	**小球**
核桃可以用作按摩道具。可将核桃放在脚底，稍用力使其滚动，刺激脚底的穴位，促进血液循环。	小球可以用作按摩道具。可将小球放在脚底，稍用力使其滚动，刺激脚底的穴位，促进血液循环。
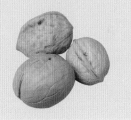	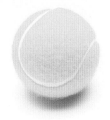

戒指、套环	木棍
用戒指、套环坚硬突起的部分按压颈周、手腕、脚腕及手指周围的穴位，有舒筋活络的作用。	将木棍一端用布包裹住，用以击打穴位，可以缓解疲劳、疏通筋骨。

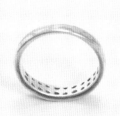 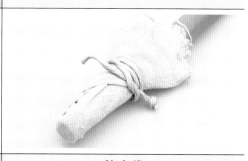

滚摩器	热水袋
用滚轮按摩器进行揉法、击打法按摩，可消除肿胀，方便操作。	将装满热水的热水袋用毛巾包住，放在疼痛部位，可有效促进血液循环，缓解疼痛，尤其适用于经期腹痛。

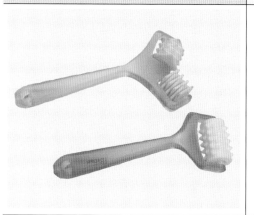 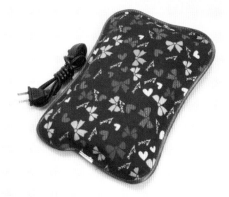

不可忽略的细节
按摩介质不可少

推拿介质是指在推拿按摩过程中，为了减少对皮肤的摩擦损害，或者为了借助某些药物的辅助作用，而在推拿部位的皮肤上涂抹的液体、膏剂或粉末。

水剂

凉水

有清凉肌肤和退热作用，一般用于外感热证。

红花酒精

将1克红花浸泡于100毫升酒精中2周可使用。有活血祛瘀的功效。用于穴位按摩及四肢酸痛。

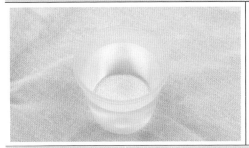

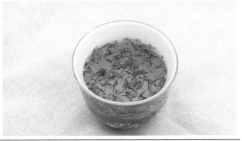

薄荷水

取5%的薄荷脑5克，浸入75%乙醇100毫升内配制而成。具有温经散寒，清凉解表，清利头目和润滑作用，常用于治疗小儿虚寒性腹泻以及软组织损伤，用于擦法、按揉法可加强透热效果。

生姜汁

将生姜适量切碎、捣烂，取汁液。有发汗解表、温中健胃、助消化的功效。既可用于风寒感冒，又可用于胃寒呕吐及腹痛、腹泻之症。

葱姜汁

由葱白和生姜捣碎取汁，也可将葱白和生姜切片，浸泡于75%乙醇中使用，能加强温热散寒作用，常用于冬春季及小儿虚寒症。

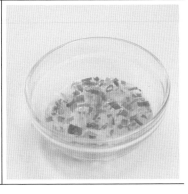

粉剂

滑石粉

即医用滑石粉，有润滑皮肤的作用，多用于小儿推拿、按摩，一般在夏季常用。

爽身粉

有润滑皮肤、吸水的作用，可代替滑石粉。

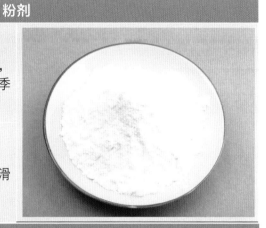

油剂

红花油

由水杨酸甲酯、红花、薄荷脑配制而成，有消肿止痛的作用，用于急性或慢性软组织损伤。

香油

运用擦法时涂上少许麻油，加强手法透热效果，常用于刮痧疗法。

传导油

由玉树油、甘油、松节油、酒精、蒸馏水等量配制而成。用时摇匀，有消肿止痛，祛风散寒的作用，适用于软组织慢性劳损和痹症。

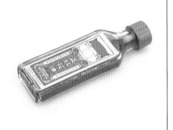

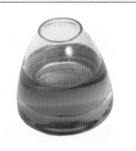

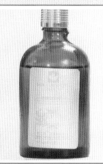

酒剂

白酒

有活血祛风，散寒除湿，通经活络的作用，对发热病人还有降温作用，一般用于急性扭挫伤，适用于成人推拿。

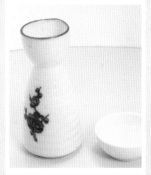

外用药酒

将归尾30克，乳香20克，没药20克，血蝎10克，马钱子20克，广木香10克，生地10克，桂枝30克，川草乌20克，冰片1克浸泡于1.5千克高浓度白酒中，2周后即可使用。此药酒有行气活血、化瘀通络的功效，适用于各种慢性软组织损伤，骨和软骨退行性病症。

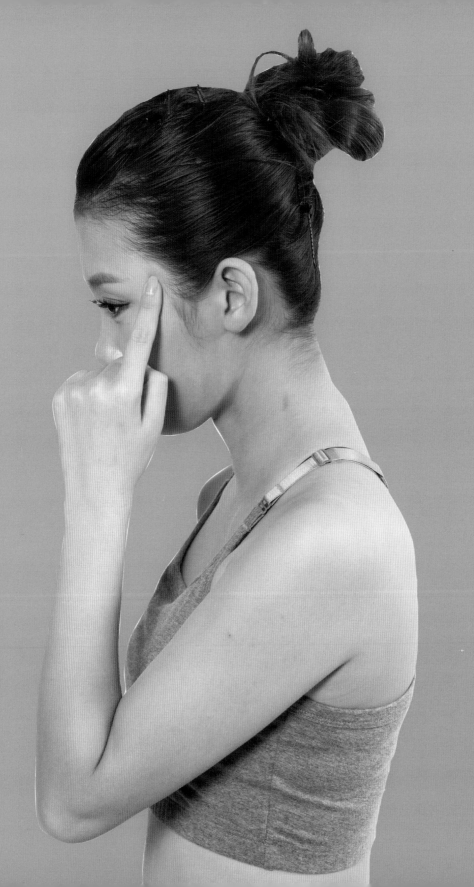

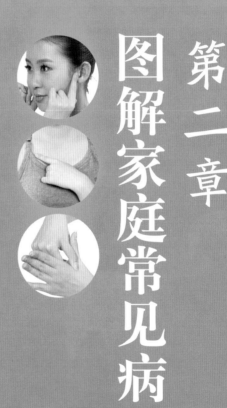

第二章 图解家庭常见病

头痛

头痛可分为外感和内伤两大类，外感头痛多因感受风、寒、湿、热等外邪，而以风邪为主；内伤头痛与肝、脾、肾三脏有关。此外，外伤跌仆，久病入络，气滞血瘀，脉络瘀阻，亦可导致头痛。

对症穴位：太阳穴、养老穴、攒竹穴

保健按摩

推揉太阳穴

快速取穴：头部侧面，眉梢和外眼角中间向后一横指凹陷处即是太阳穴。

取穴原理：太阳穴有疏通脑部经络，去虚火，清脑明目的作用，可改善头痛症状。

按摩方法：用两拇指外侧自前向后直推太阳穴30~50次，再用示指指腹向耳部揉30~50次。

按压养老穴

快速取穴：前臂背面，靠近手背，在小指侧，在手腕突出的骨头近心端拇指侧的凹陷处即为养老穴。

取穴原理：有清头明目，舒筋活络的作用，对缓解头痛有一定的作用。

按摩方法：用两手手指指腹端按压。

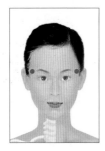

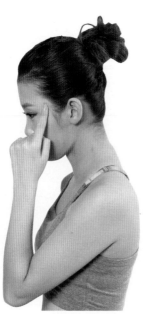

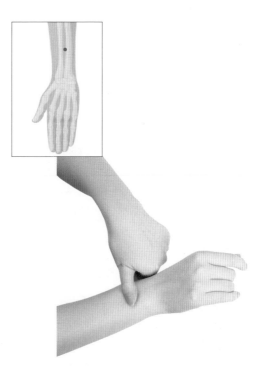

按压攒竹穴

快速取穴：眉毛内侧边缘凹陷处即是攒竹穴。

取穴原理：有清热明目，祛风通络的作用，可缓解头痛、眶上神经痛。

按摩方法：双目闭合，用双手的示指指腹稍加用力，轻轻按压攒竹穴1分钟。

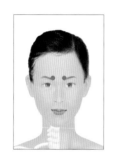

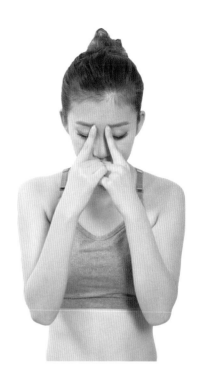

效果倍增的工具按摩和小偏方

● **铅笔或棉签按压**

按压养老穴时可用铅笔或棉签放在穴位上微微用力按压，这样就能轻松地刺激穴位。

● **冰敷**

往塑料袋中加入几个冰块，并用橡皮筋将口系上，用毛巾裹起，敷在头痛处，能使扩张的血管收缩，同时也能让身体变得轻松。

生活调理方

● 外感头痛患者应膳食清淡，慎用补虚之品，宜食有助于疏风散邪的食物，如葱、姜、豆豉、藿香、芹菜、菊花等；风热头痛者宜多食绿豆、萝卜、藕、百合、生梨等具有清热作用的食物。
● 应禁烟、禁酒、禁喝浓茶。
● 保持居室环境整洁，空气清新。
● 避免长时间面对电脑和连续用脑，应劳逸结合。

随症加减

风寒头痛：多因受寒引起，痛连项背，恶风寒，喜裹头

取穴与部位：肩井、大椎、肺俞、风门、头面部、颈项部、背部。

按摩方法：

1. 用小鱼际在项部、背部按揉，约5分钟。
2. 按揉肺俞、风门、肩井等穴，每穴半分钟左右。
3. 擦项背部膀胱经，横擦大椎，感觉到热度为宜。

风热头痛：头痛且发胀，甚至头痛如裂，面红耳赤、咽喉肿痛

取穴与部位：大椎、肩井、肺俞、风门、曲池、合谷、项背部。

按摩方法：

1. 推项背部膀胱经，然后再拍击膀胱经，以皮肤潮红为宜。
2. 按揉大椎、肺俞、风门、曲池、合谷穴，每个穴位半分钟。
3. 用拇指与食、中指拿肩井1分钟。

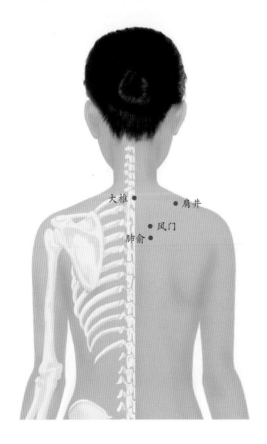

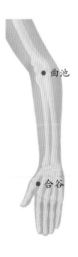

风湿头痛：头痛如裹，肢体疲倦，身体发热易出汗

取穴与部位：印堂、大椎、风池、肩井、合谷、项部、背部。

按摩方法：

1. 提捏印堂、项部皮肤，以皮肤潮红为宜。
2. 拍击背部膀胱经，以皮肤潮红为宜。
3. 按揉大椎、风池穴，每穴半分钟，拿肩井、合谷穴，每穴各半分钟。

气虚头痛：头部绵绵作痛，时发时止，劳累头痛加剧，倦怠懒言

取穴与部位：脾俞、肝俞、膈俞、肾俞、足三里、督脉。

按摩方法：

1 推擦督脉，以皮肤潮红为宜。
2. 按揉脾俞、肝俞、膈俞、肾俞、足三里等穴，每穴半分钟。

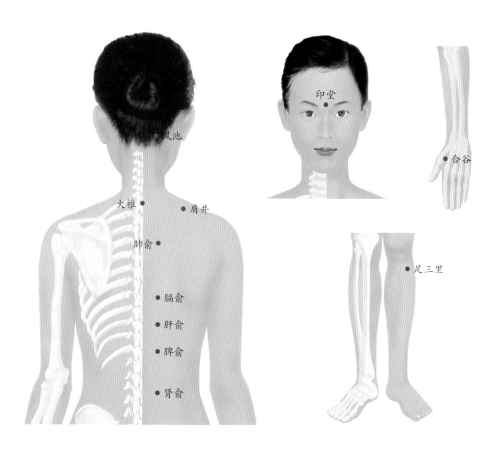

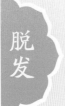

脱发

脱发是指头发脱落的现象，分为正常脱落和病理性脱发。病理性脱发是指头发异常或过度的脱落，最常见的是脂溢性脱发，主要症状是头发油腻，有淡黄色鳞屑固着难脱，或灰白色鳞屑飞扬，自觉瘙痒。

对症穴位：百会穴、风府穴、四神聪

保健按摩

揉百会穴

快速取穴：头顶部，两耳尖连线的中点处。

取穴原理：有熄风醒脑，升阳固脱的作用，可改善脱发现象。

按摩方法：用一只手示指、中指、无名指按头顶，用中指揉百会穴，其他两指辅助，顺时针转36圈。

揉按风府穴

快速取穴：沿脊柱直上，在后发际上一横指处，即为风府穴。

取穴原理：改善脑部血液循环，稳固发根，防止脱发。

按摩方法：用右手拇指按揉穴位，其余4指在头上部固定住，力度适中，每次按摩30-50次。

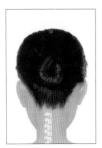

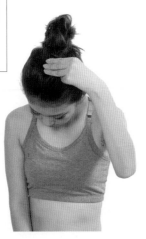

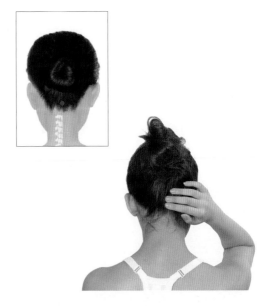

按压四神聪

快速取穴：在头顶部，百会穴前后左右各1寸，共4穴。

取穴原理：可促进脑部血液循环，疏通经脉，防止脱发。

按摩方法：用手指指腹按压1~2分钟。

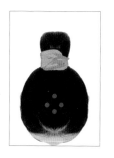

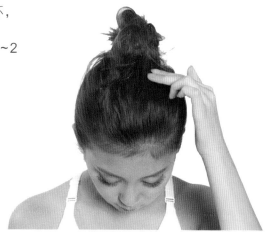

效果倍增的工具按摩和小偏方

● **转高尔夫球或棒球**

用手指按揉头顶上的百会穴有些吃力，可以将高尔夫球或棒球放在头顶上，用手掌轻轻按压，并沿顺时针方向转动，这样就能轻松地刺激穴位。

● **勤洗发**

洗头时间最好间隔2~5天。洗发的同时需边搓边按摩，这样既能清洁头皮，又能活血。

生活调理方

● 不吃辛辣油腻食物，辛辣和油腻的食物不是脱发的主要原因，但因其刺激毛囊分泌过多油脂，容易造成头皮脂溢性皮炎和毛囊炎，间接导致脱发增多。
● 限制饮酒，白酒，特别是烫热的白酒会使头皮产生热气和湿气，引起脱发。即便是啤酒、葡萄酒也应适量。
● 吸烟会使头皮毛细血管收缩，从而影响头发的发育生长。
● 消除精神压抑感，精神状态不稳定，每天焦虑不安会导致脱发，压抑的程度越深，脱发的速度也越快。

耳聋

耳聋也叫听力障碍，是指人们感受声音大小和辨别声音能力下降的一种表现，根据听力减退的程度不同，又称之为重听、听力障碍、听力减退、听力下降等。耳聋有先天性和后天性因素，其中化脓性中耳炎是耳聋中最主要的致聋疾病。

对症穴位：听宫穴、听会穴、耳门穴

保健按摩

按压听宫穴

快速取穴：耳屏正中的前方，张开嘴巴时的凹陷处即是听宫穴。

取穴原理：加速内耳血液循环，促进气血运行，维持内耳血液神经的正常功能。

按摩方法：微微张嘴，用示指或中指指腹缓缓用力按压听宫穴1~3分钟。

按压听会穴

快速取穴：在耳屏下缘前方，张嘴时的凹陷处即是听会穴。

取穴原理：疏通耳朵的气血运行，改善耳鸣和听力下降的症状。

按摩方法：微微张嘴，用示指指腹缓缓用力按压听会穴1~3分钟。

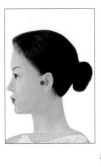

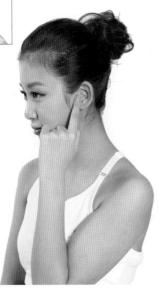

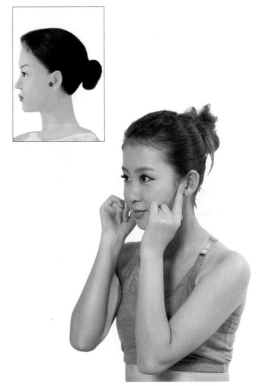

按压耳门穴

快速取穴：耳屏上缘的前方，张嘴时的凹陷处即是耳门八。

取穴原理：提高耳部机能，促进气血运行。

按摩方法：用双手示指或掌心按压耳门穴1~3分钟，以有酸胀感为度。

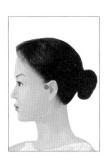

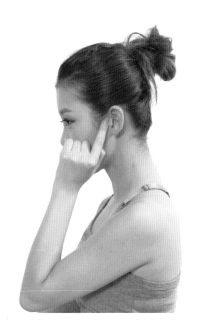

效果倍增的工具按摩和小偏方

● **贴米粒或植物种子**

可在耳屏前用医用胶布或橡皮膏贴一粒大米，经常按压。

● **震天鼓法**

将两手掌心紧贴两耳，除拇指外的四指对称横按在枕部，两中指相接触到，再将两示指翘起重叠在中指上面，然后把示指从中指上用力滑下，重重地叩击脑后枕部，耳内会响起如击鼓一样的声音。先左手24次，后右手24次，最后两手同时叩击48次，每天可多次施行。

生活调理方

● 饮食要尽量清淡，少吃油腻和甜食。

● 忌饮浓茶、咖啡、可可、酒等刺激性饮料，以避免中枢兴奋造成耳鸣。

● 保证生活规律，避免经常熬夜。

● 注意心理状态的调节，多通过与朋友聚会等方式来释放工作上的压力。

● 积极保护环境，防止噪音，避免在噪音环境中待得过久。

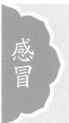
感冒是一种自愈性疾病，总体上分为普通感冒和流行感冒。普通感冒，中医称"伤风"，是由多种病毒引起的一种呼吸道常见病；流行性感冒是由流感病毒引起的急性呼吸道传染病。

对症穴位：大椎穴、风池穴、风门穴、太阳穴

保健按摩

按揉大椎穴

快速取穴：低头时，摸到颈后突起最高的高骨，在这块高骨的下方凹陷处，按之酸麻即是大椎穴。

取穴原理：大椎穴是人体所有阳经汇聚之处，可抵御外邪，治疗外感表证引起的风寒、风热感冒。

按摩方法：用示指按揉颈后的大椎穴，以皮肤发热发红为度。

按揉风门穴

快速取穴：示指、中指并拢，越过肩伸向背部，将中指指腹置于大椎穴下第二个凹陷的中心，示指指尖所在的位置按之酸痛或酸麻即是风门穴。

取穴原理：有宣通肺气、调理气机的功效，可缓解由肺气失宣引起的咳嗽、流鼻涕等感冒症状。

按摩方法：用拇指指腹按揉风门穴36次，以有酸、麻、胀感为度。

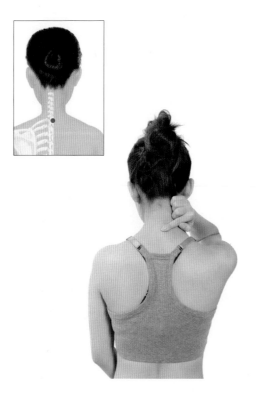

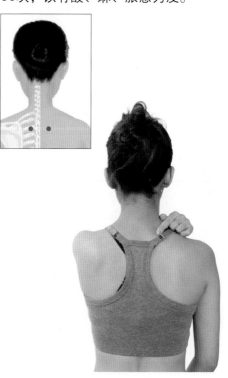

按压风池穴

快速取穴：颈部耳后发际下的凹窝内，相当于耳垂齐平的位置按之酸麻即是风池穴。

取穴原理：起到清热疏风解表的作用，特别适合风热感冒。

按摩方法：双手抱拢头部，用双手拇指指腹按压两侧的风池穴约1分钟，至有酸、胀、麻、重感觉为度，以感到局部发热、浑身轻松为止。

推揉太阳穴

快速取穴：头部侧面，眉梢和外眼角中间向后一横指凹陷处按之有明显酸胀即是太阳穴。

取穴原理：疏通脑部经络，去虚火，清脑明目，可改善由感冒引起的头痛症状。

按摩方法：用两拇指外侧自前向后直推太阳穴30~50次，再用示指指腹向耳方向揉30~50次。

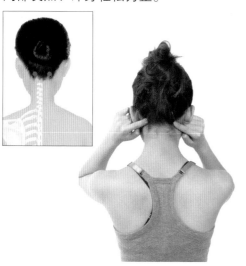
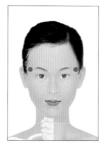
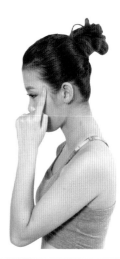

效果倍增的工具按摩和小偏方

● **浴刷擦背**

洗热水澡时，用浴刷摩擦背部，既能利用热气使人体发汗，祛除风寒邪气，同时，还能通过浴刷的摩擦，刺激背部的风门、大杼、肺腧等穴位，促进感冒痊愈。

● **热姜水泡脚**

将2~3片生姜放入热水中，双脚浸于热姜水中，水以能浸到踝骨为宜。浸泡时可在热姜水中加点盐、醋，并不断添加热水，浸泡至脚面发红为止，晚上睡前泡1次，盖被保暖，第二天感冒症状即可减轻。

生活调理方

● 饮食应当清淡，以容易消化、营养丰富的食物为佳，忌食辛辣油腻食物。可多吃些粳米、萝卜、大白菜、西红柿等。

● 要摄入足够的水分，还可多喝些绿茶、菊花茶等，也可在餐中多进食一些粥、汤等。

● 一定要注意保暖，尤其要注意脚的保暖。

● 睡眠要充足，不要睡得过晚，足够的睡眠可提高人体的免疫力，加速感冒的治愈。

随症加减

取穴与部位：风池、大椎、肺俞、曲池、尺泽、列缺、外关、合谷、太阳、印堂、迎香、前额、颈项。

按摩方法：

1. 按揉风池、大椎、肺俞穴，每穴2~3分钟。
2. 拿颈项3~5遍，以感到酸胀为度。
3. 按揉曲池、尺泽、列缺、外关、合谷等穴，每穴1分钟。
4. 推太阳、印堂等穴，每穴约3分钟。
5. 按揉迎香穴1分钟，分抹前额2分钟。

取穴与部位：风池、大椎、曲池、鱼际、肩井、中府、云门。

按摩方法：

1. 按揉风池、大椎、曲池等穴，每穴2~3分钟。
2. 按揉鱼际穴1分钟，拿肩井穴2分钟。
3. 点按中府、云门穴，每穴约3分钟。

简易穴位按摩保健防病速查

68

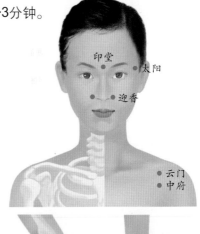

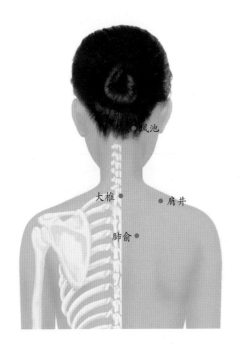

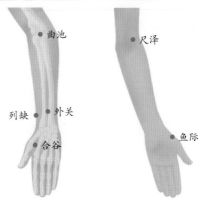

眩晕

眩晕是一种运动性和位置性的幻觉。包括病人感到周围物体旋转或病人本身在旋转，发作时的特征是常常会感到天旋地转的晕，甚至有恶心、呕吐、冒冷汗等自律神经失调的症状。引起眩晕的疾病主要有贫血、高血压、高血脂、冠心病、动脉硬化等。

对症穴位： 百会穴、大杼穴、涌泉穴

保健按摩

按揉百会穴

快速取穴： 头顶部，两耳尖连线的中点处。

取穴原理： 可以激发和增加体内的阳气，调节心、脑血管系统功能，且百会穴与脑密切联系，可较好地改善眩晕症状。

按摩方法： 用一只手示指、中指、无名指按头顶，用中指揉百会穴，其他两指辅助，顺时针转36圈。

按压大杼穴

快速取穴： 正坐低头或俯卧位，在第一胸椎棘突下，督脉旁开1.5寸处。

取穴原理： 有强筋骨、清邪热的作用，使气血通畅，缓解眩晕及头痛等症状。

按摩方法： 用两手手指指腹端按压或揉压。

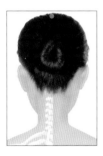

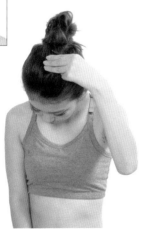

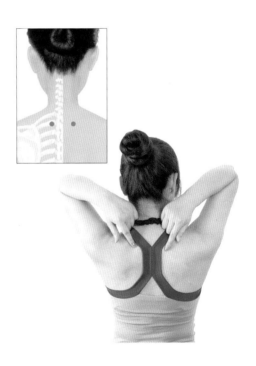

推擦涌泉穴

快速取穴：抬起脚，脚趾弯曲，足底最凹陷处即是涌泉穴。

取穴原理：是常用急救穴，对眩晕症有较好的作用。

按摩方法：用拇指指腹推擦涌泉穴1~3 分钟，至发热为止。

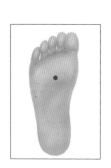
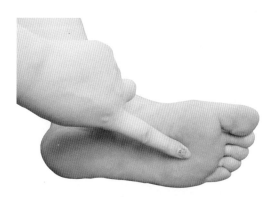

效果倍增的工具按摩和小偏方

● 笔端点按穴位

按摩刺激除涌泉穴以外的穴位时，可利用圆珠笔或钢笔圆滑的一端点按，轻轻用力即可达到较好的效果。

● 菊花药枕

菊花有降压，明目解毒，缓解头晕、头痛、耳鸣目眩的作用。可将菊花做成药枕，对肝阳火盛引致眩晕、失眠者有一定的帮助。

生活调理方

● 保持愉快的心情，因为忧虑、紧张心理易加重自主神经功能的失调，从而加重患者的病情。

● 注意安全，防止意外，患者平时生活工作宜注意安全，不要登高，不要在拥挤的马路上及江河塘水边骑车。

● 患者的饮食宜清淡、富有营养，可常食用鱼、肉、蛋、蔬菜、水果等食物，控制食盐摄入量。

● 注意劳逸结合，保持充足的睡眠。

咳嗽是人体清除呼吸道内的分泌物或异物的保护性呼吸反射动作，从生理角度讲咳嗽起着一种保护作用，但是慢性和反复的咳嗽，则严重影响人们的生活。中医认为，咳嗽为肺脏疾患，多由肺失正常的宣发肃降等生理功能而引起。

对症穴位：列缺穴、鱼际穴、肺俞穴

保健按摩

掐按列缺穴

快速取穴：手腕伸直，两手虎口自然平直交叉，示指点在手腕向拇指的侧部，下面的骨头上一个明显的纵向裂隙即是列缺穴。

取穴原理：调节肺功能，调动肺经元气，治疗单纯性咳嗽。

按摩方法：用拇指指尖掐按列缺穴3~5分钟，以有酸、胀感为度，每天5~10次。

按揉鱼际穴

快速取穴：在手外侧，约第一掌骨中点桡侧，赤白肉际处。

取穴原理：具有清热利咽的作用，适用于感冒、支气管炎引起的咳嗽。

按摩方法：示指指腹按揉鱼际穴3分钟。

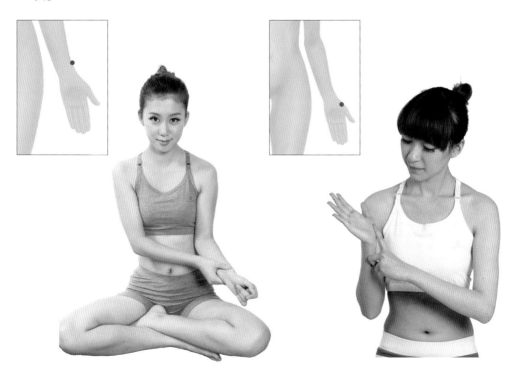

按揉肺俞穴

快速取穴：低头，将示指和中指并拢伸向后颈部最凸起的椎体往下数3个凸起的骨性标志旁边，示指所在的位置即是肺俞穴。

取穴原理：增强呼吸功能，使肺通气量、肺活量及耗氧量增加。

按摩方法：用两手的拇指或食、中两指轻轻按揉肺俞穴，每次2分钟。

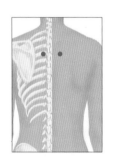

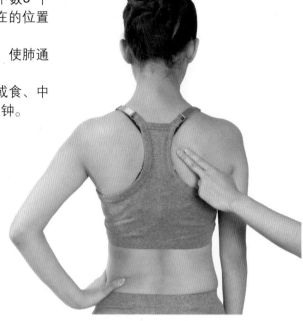

效果倍增的工具按摩和小偏方

● **健身槌敲背部**

　　肺俞穴在背部，用手按摩较难自己操作，可用健身槌沿脊柱旁2指宽的线，从上向下敲打，可疏通膀胱经，对改善特禀体质非常有益。

● **喝蒸大蒜水**

　　取大蒜7~10瓣（小儿3~5瓣），拍碎，放进碗中，加半碗水，放入一粒冰糖，放入锅中蒸15分钟，蒜水较温时喝下，一天2~3次。此法适用于风寒咳嗽。

生活调理方

● 多吃蔬菜和水果，饮食要易于消化且富有营养，应以清淡为主，避免油腻辛辣等刺激的食物，如烟、酒、辛辣物、冷饮等尽量禁食。

● 多喝水，以补充咳嗽时的急速气流所带走的呼吸道黏膜上的水分。

● 休息可减轻病情，所以咳嗽患者要注重休息。

● 保持室内空气新鲜，定时开窗换气。室温要适中，在20℃左右为宜；室内环境不可过于干燥，湿度保持在60%左右。

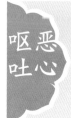

恶心呕吐

恶心，又称反胃，是指胃部不适并想呕吐的症状，而呕吐是胃或部分小肠的内容物经口腔排出体外的现象，是机体的一种防御反射，有一定的保护作用。引起恶心呕吐的疾病有咽炎、扁桃体炎、胃炎、肝炎、胃溃疡、胆囊炎等疾病。

对症穴位：足三里穴、胃俞穴、巨阙穴

保健按摩

按揩足三里穴

快速取穴：正坐，屈膝90°，手心对髌骨，手指朝向下，无名指指端处即是足三里穴。

取穴原理：可抑制胃积食，对肝脏或胆囊等病症引起的恶心呕吐有一定的疗效。

按摩方法：用拇指指端按揩足三里穴，一揩一松，以有酸胀、发热感为度，连做36次，两侧交替进行。

按压胃俞穴

快速取穴：从背部中央稍下方，脊柱（第12胸椎）的两侧，旁开1.5寸。

取穴原理：具有使背部放松及活络胃肠功能的效果，缓解恶心呕吐的症状。

按摩方法：取卧位，双手拇指同时用力按压或揉压左右两侧穴位。

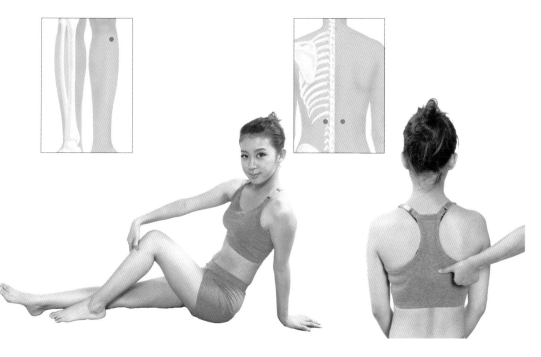

点按巨阙穴

快速取穴：肚脐中点上6寸处即是巨阙穴。

取穴原理：能够缓和胸部苦闷，对胃酸过多或胃痉挛及慢性胃病有效。

按摩方法：晚饭后两小时，最好是睡前用拇指或示指辅以无名指点按巨阙穴约10分钟，按至穴位发热为止。

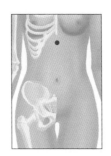

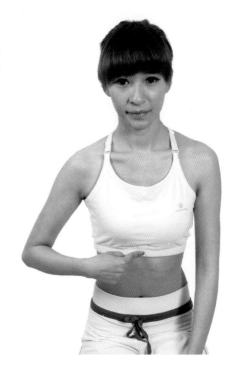

效果倍增的工具按摩和小偏方

● **健身槌敲背部**

胃俞穴在背部，用手按摩较难自己操作，可用健身槌沿脊柱旁2指宽的线，从上向下敲打，可起到疏通经络的作用。

生活调理方

● 饮食宜清淡，少油腻，以免刺激胃部发生不良反应，可采取少量多餐的方法。饭前、饭后最好不要喝水。

● 刚吃完饭也不要马上躺下，以免引起食物反流引起恶心呕吐。

● 避免一切可能引起恶心呕吐的不良刺激，如油、烟等异味。

● 保持积极乐观的精神状态，因为不良情绪会加重恶心呕吐的症状，可听些节奏平稳、舒缓的音乐。

哮喘是一种顽固的呼吸道疾病，发作前会出现过敏症状，如流涕、干咳、打喷嚏等症状，也有些患者早期没有出现先兆症状就开始发病，通常表现为气急、咳嗽、咳痰、呼吸困难、呼气时会有哮鸣音等症状。

对症穴位：中府穴、云门穴、列缺穴

保健按摩

按摩中府穴

快速取穴：锁骨中点旁开二横指的凹陷处，其下1寸即是中府穴。

取穴原理：能够将其他脏腑传来的气血输送给肺经，具有肃降肺气、止咳平喘、治疗咳嗽的作用。

按摩方法：用拇指或示指指腹按摩中府穴5分钟，以有酸痛感为度。

按摩云门穴

快速取穴：当双手叉腰时，在锁骨外端下缘出现一个三角形的凹陷处。

取穴原理：具有调节输入肺经及肺经以外部分的气血比例，能够肃降肺气、清肺理气、治疗咳嗽。

按摩方法：用大拇指或示指按摩云门穴10分钟左右，力度以穴位处有酸麻胀感为宜。

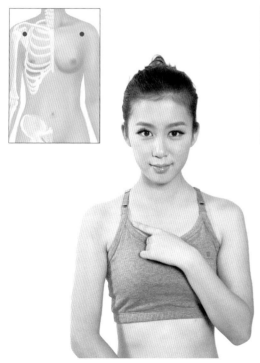
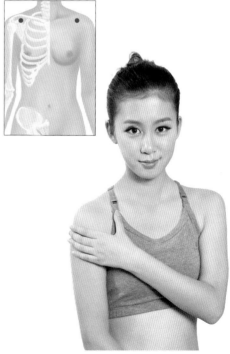

掐按列缺穴

快速取穴：手腕伸直，两手虎口自然平直交叉，示指点在手腕向拇指的侧部，下面的骨头上一个明显的纵向裂隙即是列缺穴。

取穴原理：具有宣肺祛风、疏经通络的作用，可用于治疗咳嗽气喘、咽痛等症。

按摩方法：用拇指指尖掐按列缺穴3~5分钟，以有酸、胀感为度，每天5~10次。

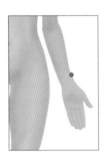

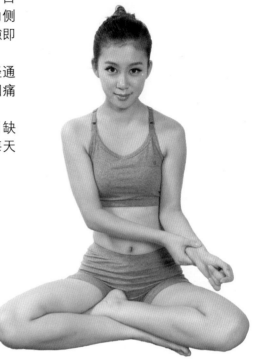

效果倍增的工具按摩和小偏方

● 吹风机温热列缺穴

用吹风机对准列缺穴吹热风，直至穴位周围感觉温暖为度，能促进血液循环，增强按摩效果。

● 白萝卜汁

将白萝卜500克洗净，连皮切碎，用干净纱布将其汁液挤出来，每天一次，连服5~7天，具有辅助治疗哮喘病。

生活调理方

● 忌食可诱发哮喘的食物，比如螃蟹、虾、牛奶等。

● 多饮水，每日饮水应达2000毫升。

● 注意保暖，避免感冒。

● 找出过敏原因，避免接触引发哮喘的过敏原，如花粉、动物皮屑，以及床席、枕头、被褥、沙发、衣服上的粉尘等。

发热又称发烧，人的正常体温是36.2℃～37.2℃，高于这个温度就是发热。引起发热的疾病有很多，包括：感冒、风湿、结核、慢性炎症、免疫力低下等。另外，长期精神紧张、情绪不稳定也会引起体温中枢紊乱，引起发烧。

对症穴位：曲池穴、大椎穴、风池穴

保健按摩

掐按曲池穴

快速取穴：将手肘内弯约呈直角，用另一只手拇指下压手肘横纹尽处凹陷即是曲池穴。

取穴原理：是发热特效穴。

按摩方法：拇指弯曲，用指尖掐按曲池穴1~3分钟，以有酸痛感为度。

按揉大椎穴

快速取穴：低头时，摸到颈后突起最高处下方凹陷即是大椎穴。

取穴原理：大椎穴是人体所有阳经汇聚之处，可抵御外邪，治疗外感表证引起的风寒发热。

按摩方法：用示指按揉颈后的大椎穴，以皮肤发热发红为度。

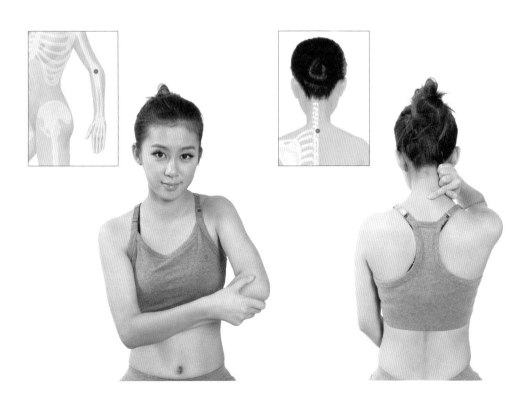

按压风池穴

快速取穴：颈部耳后发际下的凹窝内，相当于耳垂齐平的位置即是风池穴。

取穴原理：具有清热疏风解表的作用，可起到退烧的功效。

按摩方法：双手抱拢头部，用双手拇指指腹按压两侧的风池穴约1分钟，至有酸、胀、麻感觉为度，以感到局部发热为止。

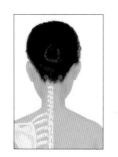

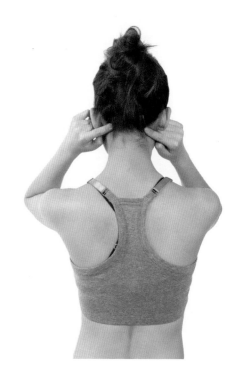

效果倍增的工具按摩和小偏方

● **颈部按摩器**

将颈部按摩器的球状部位抵住脖颈，双手握住按摩器两头进行按摩，可增强按摩效果。

● **红糖姜汤**

将红糖与拍碎的老姜放入沸水中烧开饮用，每天数次，每次一碗。

生活调理方

● 保证充足的水分和热量，以粥、牛奶、豆浆、菜汤、水果汁等易消化且营养丰富的食物为主。多喝水，以白开水、矿泉水为主。

● 不食用难消化而油腻的食品，不宜食用鸡、鹅及油炸食品。

● 食用富含维生素的食物，如新鲜水果及蔬菜。

● 吃些葱、生姜、大蒜、辣椒、醋等，可辅助治疗发热。

牙痛是口腔科牙齿疾病最常见的症状之一。很多牙病都可以引起牙痛，常见的有龋齿、牙髓炎、牙周炎、牙龈炎等病症。此外，某些神经系统疾病及身体的某些慢性疾病（如高血压病患者牙髓充血、糖尿病患者牙髓血管发炎坏死）等都可引起牙痛。

对症穴位：颊车穴、合谷穴、下关穴

保健按摩

按揉颊车穴

快速取穴：在面颊部，下颌角前上方约一横指（中指），当咀嚼时咬肌隆起，按之凹陷处。

取穴原理：可疏通阳明经气血，能够减轻胃经郁火所致的牙痛。

按摩方法：示指指腹按揉2分钟，以有酸胀感为度。

揉动合谷穴

快速取穴：手背第1、2掌骨间。靠近第2掌骨的桡侧。张开拇指和示指，位于掌骨延长角的交点。

取穴原理：合谷是止痛验穴，适用于风火循经上炎而致牙齿疼痛。

按摩方法：用左手的大拇指和示指上下揉动右手的合谷穴200下，再用右手的大拇指和示指上下揉动左手的合谷穴200下。

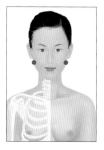

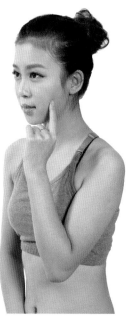

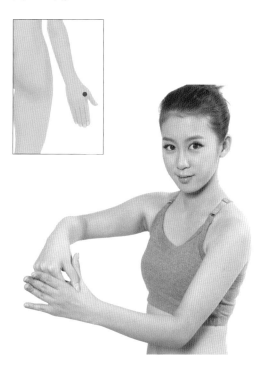

按揉下关穴

快速取穴：在颧弓下缘，切迹之间凹陷中，闭口有孔张口隆起的位置即是下关穴。

取穴原理：刺激下牙槽中的下颌神经分支，缓解下牙槽智齿拔除后引起的疼痛。

按摩方法：用双手中指或示指指腹，放于同侧面部下关穴，适当用力按揉1~3分钟，以有酸麻感为度。

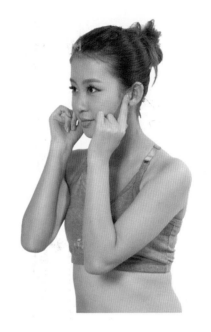

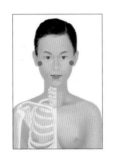

效果倍增的工具按摩和小偏方

● **夹子夹合谷穴**

洗热水澡时，用浴刷摩擦背部，既能利用热气使人体发汗，祛除风寒邪气，同时，还能通过浴刷的摩擦，刺激背部的风门、大杼、肺腧等穴位，促进感冒痊愈。

● **叩齿法**

清晨起床后，闭口，上下齿叩击300下，同时将唾液分3次咽下；每次小便前叩齿36下。坚持3个月，能使牙痛不再复发。

生活调理方

● 注意口腔卫生，养成早晚刷牙、饭后漱口的良好习惯。
● 睡前不吃糖、饼干等淀粉之类的食物。
● 不要吃过硬食物；少吃过酸、过冷、过热食物。
● 忌烟、酒，不宜多食湿热性食物，如牛肉、羊肉、咖啡等。
● 保持乐观的心态和良好的情绪。

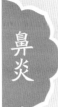

鼻炎

鼻炎是由于鼻腔血管的神经调节功能紊乱，导致以鼻黏膜血管扩张、腺体分泌增多为特征的慢性炎症。病变表现为鼻黏膜肿胀，血管扩张、充血，黏液分泌增多，间质内淋巴细胞和浆细胞浸润。

对症穴位：迎香穴、上星穴、合谷穴

保健按摩

按揉迎香穴

快速取穴：位于人体鼻翼外缘中点旁，鼻唇沟中间。

取穴原理：能解除支气管痉挛，改善气道阻力，对治疗支气管哮喘有良好的效果。

按摩方法：用两只手的示指指腹按住迎香穴，由内而外揉36圈。

按压上星穴

快速取穴：前发际正中直向上量1寸即是上星穴。

取穴原理：调督脉经气，疏风解表，防治过敏性鼻炎。

按摩方法：用示指按压上星穴5秒钟后放松，重复5次。

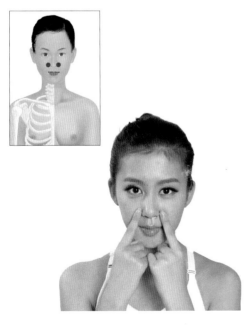

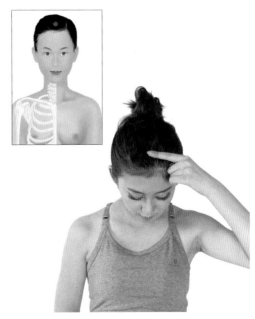

按揉合谷穴

快速取穴：将拇指、示指并拢，肌肉隆起的最高点即为合谷穴。

取穴原理：促进血液循环，能舒缓鼻塞、头晕、疲倦等症状。

按摩方法：用左手的大拇指和示指上下揉动右手的合谷穴200下，再用右手的大拇指和示指上下揉动左手的合谷穴200下。

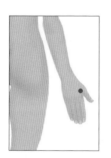
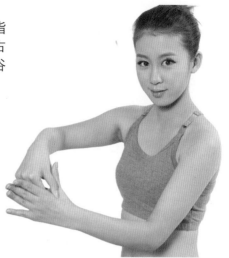

效果倍增的工具按摩和小偏方

● **用铅笔按压上星穴**

用手按压上星穴手臂易感到劳累，可用铅笔代替手指按压。

● **塞葱白汁棉团**

取适量葱白洗净，捣烂，用纱布滤汁，放几小团指甲盖大小的药棉浸葱汁备用。治疗时先用棉签蘸淡盐水清洁鼻孔，然后将浸了葱汁的小棉花团塞入鼻孔内，保持数分钟，一开始感到刺鼻，渐渐会失去刺激性，当效力消失后再换新棉团，每次如此塞半小时至一小时左右。一天两三次。

生活调理方

● 保持工作、生活环境的空气清洁，避免接触灰尘及化学气体特别是有害气体。
● 改掉挖鼻的不良习惯。
● 慎用鼻黏膜收缩剂，尤其不要长期不间断的使用。
● 注意保暖，适当时候戴上口罩，洗澡后应擦干头发再入睡，避免感冒。
● 尽量少吸烟、饮酒，少食刺激性食物。

慢性咽炎

慢性咽炎是指咽部黏膜、淋巴组织及黏液腺的弥漫性炎症，常反复发作，经久不愈。临床症状有咽部发干、发痒、灼热、疼痛、有异物感、吞咽不适、声音嘶哑或失音等，重症者伴有咳嗽、咳痰等症状，晨起较甚。

对症穴位：天突穴、照海穴、人迎穴

保健按摩

按揉天突穴

快速取穴：两锁骨内侧的凹陷处，胸骨上窝中央的咽喉位置即是天突穴。

取穴原理：具有清咽利喉、宣通肺气的作用，可减轻慢性咽炎患者喉咙的异物感。

按摩方法：用中指指端按揉天突穴2~3分钟，方向尽量向下，避免刺激食管，手法轻柔。

点揉照海穴

快速取穴：内踝尖下方凹陷处即是照海穴。

取穴原理：有调理肾经，滋肾阴降虚火的作用，而咽炎多由肾阴虚引起，所以照海穴适用于咽炎。

按摩方法：用双手拇指分别点揉两侧的照海穴3~5分钟，以有酸胀感为度。

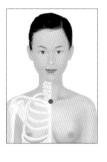
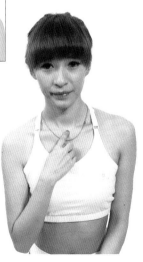
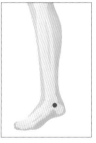
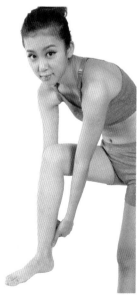

第二章 图解家庭常见病

按揉人迎穴

快速取穴：拇指、小指弯曲，中间三指伸直并拢，无名指紧贴喉结，示指指腹所在的位置，能感觉到脉搏跳动的地方即是人迎穴。

取穴原理：能促进喉部气血流通，消除咽部疲劳。

按摩方法：用示指与拇指同时按揉两侧人迎穴2~3分钟，手法轻柔，有酸胀感为度。

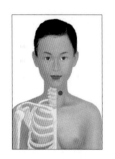

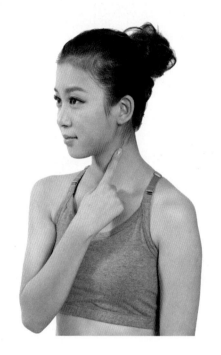

效果倍增的工具按摩和小偏方

● **用戒指突起部位按压穴位**

可用戒指的突出部分按压照海穴，可增强对穴位的刺激，使治疗效果加倍。

● **柠檬茶**

将柠檬切成薄片，一片柠檬一层糖，白砂糖即可，码放在瓶子里，最后用蜂蜜泡上。一个星期以后就可以喝了，每天早上用温水泡一片喝。

生活调理方

● 饮食宜清淡，忌食辛辣之物。适当多吃梨、生萝卜、话梅等食物，以增强利咽作用。
● 控制胃酸，睡前2小时避免进食，尤其流质食物。
● 锻炼身体，增强抵抗力，防止伤风感冒。
● 情致不畅是导致慢性咽炎反复发作的一大诱因。慢性咽炎患者平时应注意保持心情舒畅。
● 避免粉尘、烟雾及有害气体的刺激。

扁桃体炎是腭扁桃体的一种非特异性急性炎症，可分为充血性和化脓性两种，常伴有一定程度的咽黏膜及其它咽淋巴组织炎症。扁桃体炎多发于儿童及青年，季节更替、气温变化、劳累受凉、烟酒过度或某些慢性病等常为本病的诱发因素。

对症穴位：商阳穴、曲池穴、内庭穴

保健按摩

点掐商阳穴

快速取穴：示指桡侧端，距离指甲角约0.1寸。

取穴原理：具有泄毒利咽、统通经络之功效，可用于治疗急慢性扁桃体炎。

按摩方法：拇指、示指点掐商阳穴3~5分钟，若能用发夹等尖锐物品刺激更好。

点按曲池穴

快速取穴：将手肘内弯约呈直角，用另一只手拇指下压手肘横纹尽处凹陷即是曲池穴。

取穴原理：具有清热解毒、祛风通络、开通肺气的作用，主治鼻、咽喉部位的病症，对扁桃体炎有一定的好处。

按摩方法：用右手拇指尖点按左手曲池穴1分钟，然后换左手拇指点按右手曲池穴1分钟。

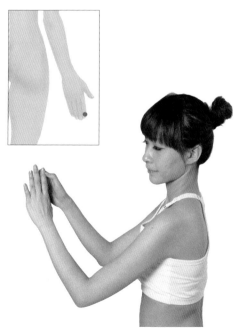

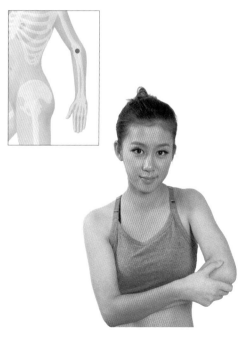

按压内庭穴

快速取穴：位于脚底部，在第二趾根部，脚趾弯曲时趾尖碰到处。约第二趾趾根下约三厘米处。

取穴原理：可用于治疗五官热性病证，对咽喉肿痛及扁桃体炎有较好的作用。

按摩方法：拇指弯曲，用指腹端垂直用于按压。

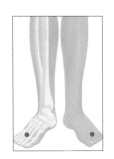

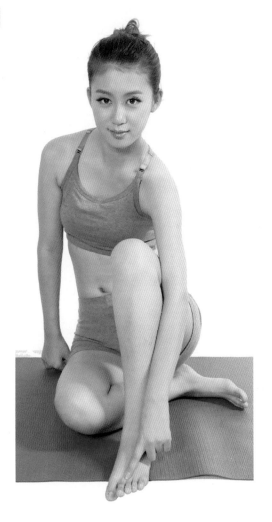

效果倍增的小偏方

● **淡盐水漱口**

在饭后及睡前，取温开水一杯，加少许食盐，口感有咸味即可，反复漱口，每次5分钟左右。

生活调理方

● 室内温度不宜过高，以不感觉冷为宜，空气要新鲜，不要在室内抽烟，减少咽部刺激。
● 注意口腔卫生，多喝白开水，以补充体内水分。
● 尽量少去影院、商场等人口密集场所，特别是在呼吸系统、消化系统疾病流行之际。

肩周炎

肩周炎是指肩关节及其周围软组织退行性改变所引起的肌肉、肌腱、关节囊等肩关节周围软组织的慢性发炎反应。肩周炎的主要症状表现为肩部周围疼痛、功能活动受限。严重时患者的各种活动均受限，患者手臂不能上举、平伸、向后搭背等。

对症穴位：三间穴、条口穴、阳陵泉穴

保健按摩

按压三间穴

快速取穴：手背面，第2掌指关节后缘桡侧。示指弯曲时在其根部横纹靠近大拇指侧面的末端。

取穴原理：具有泄热止痛的作用，适用于肩关节周围炎等病症。

按摩方法：手指弯曲，双手手指指腹端按压。

按压条口穴

快速取穴：位于小腿前外侧，在犊鼻下8寸，距胫骨前缘一横指（中指）。

取穴原理：有舒筋活络，理气和中作用，可缓解肩周炎的症状。

按摩方法：两手手指指腹端垂直用力按压。

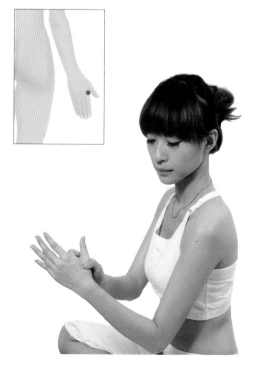

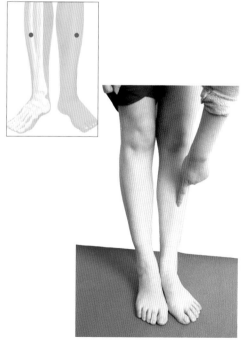

点按阳陵泉穴

快速取穴：用右手手掌轻握左膝盖前下方，四指向内，大拇指指腹所在的膝关节外侧一个小的突起前下方凹陷处即是阳陵泉穴。

取穴原理：有活血化瘀的作用，可促进肩部的血液循环。

按摩方法：以左手拇指指尖点按左侧的阳陵泉穴20次，再以右手拇指指尖点按右侧的阳陵泉穴20次。

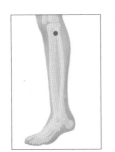

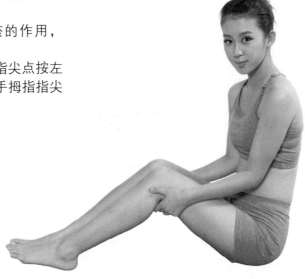

效果倍增的工具按摩和小偏方

● **健身槌敲击穴位**

可用健身槌敲击阳陵泉穴，采用轻重适中的力度，敲击至穴位处皮肤发红、有热感为止。

● **热敷姜葱泥**

取老生姜、葱头各250～400克，捣烂如泥，用小火炒热后加高度白酒再炒片刻。睡前趁热敷在疼痛处，再用毛巾或布条包紧。第二天早上取下，到晚上再炒热继续敷。

生活调理方

● 切忌吃生冷或寒凉的食物，因为生冷或寒凉食品能刺激肌肉收缩，从而诱发或加重病情。

● 做推、拉、拖等动作时，防止用力过猛，中年以后的病人活动时要注意防止过快。

● 睡眠中注意姿势，多以仰卧为宜，并且避免在睡眠过程中将肩部暴露在外。

● 注意休息，注意起居寒暖，避免在阴冷、潮湿的环境中居住，避免风扇直吹肩部。

十二指肠溃疡是指胃和十二指肠与胃液接触的部位的慢性溃疡，主要原因是消化食物的胃酸和胃蛋白酶刺激了胃壁和十二指肠壁，从而损伤黏膜。

对症穴位：足三里穴、中脘穴、胃肠点

保健按摩

按压足三里穴

快速取穴：在小腿前外侧，外膝眼下3寸，距胫骨前缘一横指（中指）。

取穴原理：是胃经的要穴，能够调理胃肠功能，改善胃酸的分泌，也是保健的常用主穴。

按摩方法：两手手指指腹端垂直用力按压，或将手掌打开，握住腿部，用拇指按压。

按压中脘穴

快速取穴：从肚脐中央向上量4寸即为中脘穴。

取穴原理：有防治胃痛、腹痛、腹胀、反胃、恶心、呕吐、泛酸、食欲减退、泄泻胃肠功能紊乱等病症的作用。

按摩方法：用拇指指腹着力点按中脘穴，用力均匀，有一定力度，若感到指下有胃蠕动感或听到肠鸣更佳。

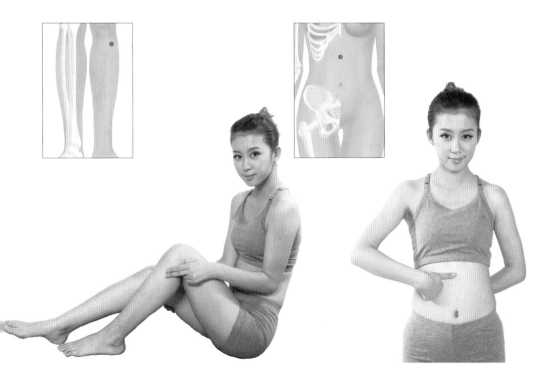

点按胃肠点

快速取穴：手掌生命线的正中央即是胃肠点。

取穴原理：抑制胃酸分泌，调整胃肠功能。

按摩方法：用拇指指腹点按胃肠点约2分钟，以有疼痛感为度。

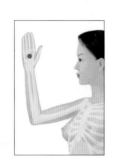

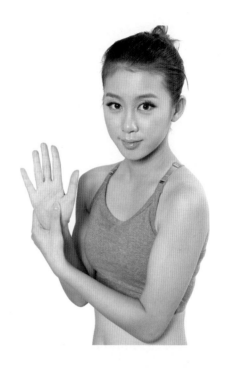

效果倍增的工具按摩和小偏方

● **用牙签按压穴位**

可用绑成束的牙签按压上足三里穴1分钟左右。

● **土豆蜜膏**

取鲜土豆1000克洗净，切细，加水捣烂，用洁净纱布绞取液汁，再放锅中小火煎熬，浓缩至稠黏时，加入一倍量的蜂蜜，再煎至稠黏浓如蜜时，停火冷却后装瓶。每次服用1汤匙，每日2次，空腹服下，连续15~20天。

生活调理方

● 饮食要有规律，三餐定时、定量，不暴饮暴食，不饥饱无常。
● 饮食宜精细，避免进食刺激性食物及难消化的食物，戒烟、酒，多吃富含维生素的食品。
● 保持适当的柔缓运动，如散步、慢跑、打太极拳等。
● 生活要规律，注意休息，避免过度疲乏。
● 注意保暖，避免受冷，同时还应少吃生冷瓜果。
● 注意放松情绪，避免精神紧张、情绪激动或过分忧虑。

<table>
<tr><td>

胃痛

</td><td>

由脾胃受损，气血不调所引起的胃痛，又称胃脘痛，导致胃痛的原因有过度紧张、饮食无规律、吃饱后马上工作或做运动、酗酒、嗜辣、常吃不易消化的食物等。

对症穴位：内关穴、中脘穴、足三里穴

</td></tr>
</table>

保健按摩

点压内关穴

快速取穴：一手握拳，腕掌侧突出的两筋之间的点，距腕横纹三指宽的位置即是内关穴。

取穴原理：适用于消化不良或其他原因引起的胃痛。

按摩方法：用一只手的拇指，稍用力向下点压对侧手臂的内关穴后，保持压力不变，继而旋转揉动，以产生酸胀感为度。

点按中脘穴

快速取穴：从肚脐中央向上量4寸即为中脘穴。

取穴原理：对各种胃痛原因引起的胃痛均有一定的缓解作用。

按摩方法：用拇指指腹着力点按中脘穴，用力均匀，有一定力度，若感到指下有胃蠕动感或听到肠鸣更佳。

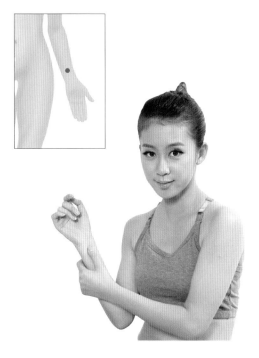

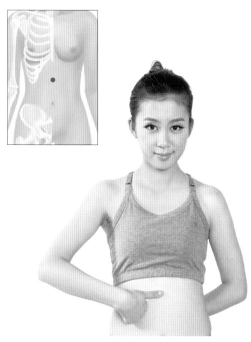

按压足三里穴

快速取穴： 在小腿前外侧，外膝眼下3寸，距胫骨前缘一横指（中指）。

取穴原理： 可用于治疗消化系统疾病，包括消化不良、胃胀、胃痛等症。

按摩方法： 两手手指指腹端垂直用力按压，或将手掌打开，握住腿部，用拇指按压。

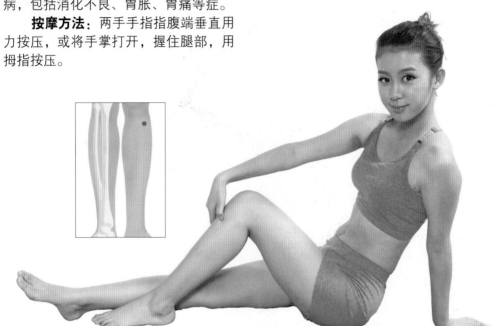

效果倍增的小偏方

● **口腔运动**

将胡椒0.6～1.5克研成末，放在红糖水中饮用，或将胡椒泡在酒中，外敷在胸口，可治疗因受凉引起的胃痛。

生活调理方

● 尽量少吃硬物以及油腻难以消化食物，宜多喝粥。
● 不宜过度劳累，可进行适当的体育运动。
● 应该保持心情舒畅，少忧少虑，少刚少欲，因为胃与神经关系密切，大喜大悲都会加重病情。
● 避免服用会引起胃肠道反应的药物，如感冒药、消炎止痛药等。
● 尽量不吸烟、不喝酒。

随症加减

饮食伤胃：脘腹胀痛，打嗝有酸腐气，呕吐不消化食物，呕吐后疼痛减轻

取穴与部位：中脘、天枢、脾俞、胃俞、大肠俞、足三里、胃脘部。

按摩方法：

1. 用掌摩法在胃脘部做顺时针方向摩腹，以腹腔内感到发热为佳。
2. 按揉中脘、天枢穴，每穴2分钟。
3. 用拇指按揉脾俞、胃俞、大肠俞、足三里穴，每穴1分钟，以感到酸胀为佳。

脾胃虚弱：胃部隐隐作痛，喜温喜按，空腹时疼痛，吃饭后则疼痛减轻，神疲倦怠，手足发冷

取穴与部位：膻中、章门、期门、肝俞、胆俞、膈俞、胁肋部、天突至中脘部。

按摩方法：

1. 用推法或按揉法，自突向下至中脘穴往返治疗，重点在膻中、章门、期门穴，时间约为5分钟。
2. 用较重的手法按揉肝俞、胆俞、膈俞，每穴1分钟。
3. 用两手手掌搓揉胁肋部，上下往返。时间约1~2分钟。

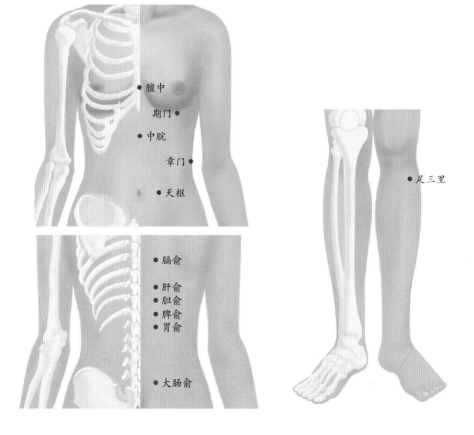

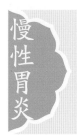

慢性胃炎

慢性胃炎是由各种病因引起的胃黏膜慢性炎症，是常见病，分为浅表性胃炎和萎缩性胃炎两种。其症状是上腹疼痛，食欲减退和餐后饱胀，进食不多但觉过饱。症状常因冷食、硬食、食辛辣或其他刺激性食物而引发或加重。

对症穴位：中脘穴、足三里穴、公孙穴

保健按摩

点按中脘穴

快速取穴：从肚脐中央向上量4寸即为中脘穴。

取穴原理：有通肠胃、助消化的功效，配合胃俞治疗慢性胃病有很好的疗效。

按摩方法：用拇指指腹着力点按中脘穴，用力均匀，有一定力度，若感到指下有胃蠕动感或听到肠鸣更佳。

按压足三里穴

快速取穴：在小腿前外侧，外膝眼下3寸，距胫骨前缘一横指（中指）。

取穴原理：足三里是人体极重要的保健穴位，对于脾胃功能具有良好的双向调节作用。

按摩方法：两手手指指腹端垂直用力按压，或将手掌打开，握住腿部，用拇指按压。

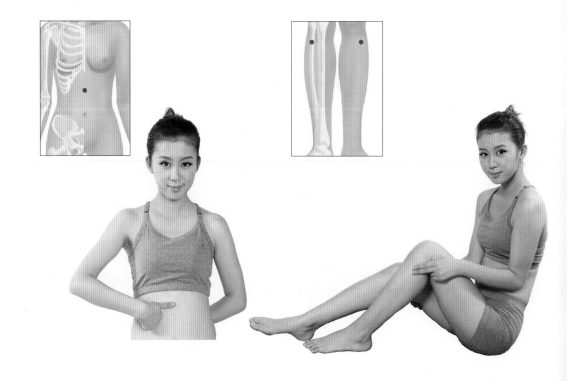

按压公孙穴

快速取穴：大脚趾第一跖骨基底部的前下方。

取穴原理：有健脾胃、调冲任的作用，适用于急慢性胃肠炎及消化系统疾病。

按摩方法：拇指或示指指端反复按压公孙穴，稍有疼痛感即可。

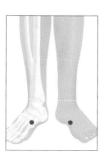

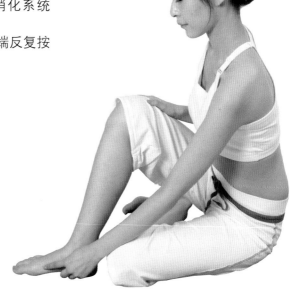

效果倍增的小偏方

● **口腔运动**

先空口反复鼓动两边腮部，然后上下齿轻轻相叩，再配合舌尖做轻舔上颚、舌头摩擦口腔内侧的牙龈、舌头在舌根的带动下在口腔内前后蠕动等运动，可以增加口腔内的唾液，增强消化能力。

生活调理方

● 注意保暖，秋凉之后，昼夜温差变化较大，慢性胃炎病人要特别注意胃部的保暖，适时增添衣服，夜晚睡觉盖好被褥，以防因腹部着凉而引发胃痛。

● 不吃过冷、过烫、过硬、过辣、过黏的食物，更忌暴饮暴食，戒烟禁酒。服药时应注意服用方法，最好饭后服用，以防刺激胃黏膜而导致病情恶化。

● 保持愉快的心情，慢性胃病的发生与发展，与人的情绪、心态密切相关。平时要注意保持愉快的心情，情绪要稳定，避免紧张、焦虑、恼怒等不良情绪。

● 适当锻炼身体，肠胃病人要根据自己的体质，进行适度的运动锻炼，以提高机体抗病能力。

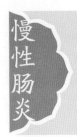

慢性肠炎

慢性肠炎指的是肠道的慢性炎症性疾病，常呈现间断性腹部隐痛、腹胀、腹痛、腹泻，重者可有黏液便或水样便。多由细菌、真菌、病毒、原虫等微生物感染所致。

对症穴位：胃俞穴、梁丘穴

保健按摩

按压胃俞穴

快速取穴：从背部中央稍下方，脊柱（第12胸椎）的两侧，旁开1.5寸。

取穴原理：能够调理胃肠功能，对治疗慢性肠炎有较好的作用。

按摩方法：取卧位，双手拇指同时用力按压或揉压左右两侧穴位。

按压梁丘穴

快速取穴：从膝盖骨外侧，约三个手指左右的上方即是该穴。

取穴原理：是足阳明胃经上的重要穴道之一，对治疗肠胃疾病有一定的效果。

按摩方法：两手手指指腹端按压3~5分钟。

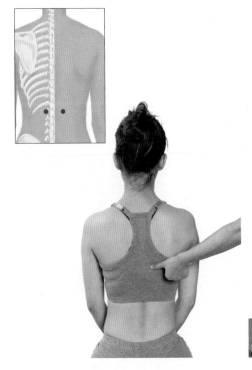

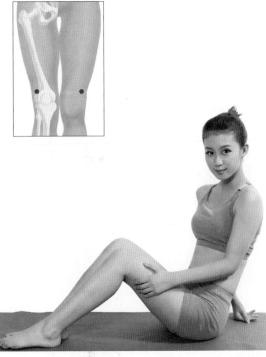

腹痛

腹痛是指由于各种原因引起的腹腔内脏器的病变，表现为腹部的疼痛。分为急性腹痛和慢性腹痛，急性腹痛具有变化多、发展快的特点，一旦延误诊断，会造成严重后果，甚至引起死亡；慢性腹痛可由多种原因引起，需要至医院检查。

对症穴位：上巨虚穴、下巨虚穴、天枢穴

保健按摩

按压上巨虚穴

快速取穴：正坐，屈膝90°，手心对髌骨，手指朝向下，无名指指端处向下量3寸即是上巨虚穴。

取穴原理：上巨虚是大肠的下合穴，调整肠胃效果极佳。

按摩方法：用拇指或示指指腹垂直用力按压上巨虚穴3秒钟后放松，重复操作10次，以有酸痛感为度。

按压下巨虚穴

快速取穴：人体的小腿前外侧，足三里下6寸，距胫骨前缘一横指（中指）。

取穴原理：下巨虚是手太阳小肠经下合穴，对于调整小肠运化吸收有独到疗效。

按摩方法：两手手指指腹端垂直用力按压2~3分钟。

按压天枢穴

快速取穴：拇指与小指弯曲，中间三指并拢，示指指腹贴在肚脐中心，无名指所在的位置即是天枢穴。

取穴原理：可对腹部气血进行局部调整，缓解腹痛。

按摩方法：用示指或中指的指腹按压天枢穴，同时向前挺出腹部并缓慢吸气，上身缓慢向前倾呼气，反复做5次。

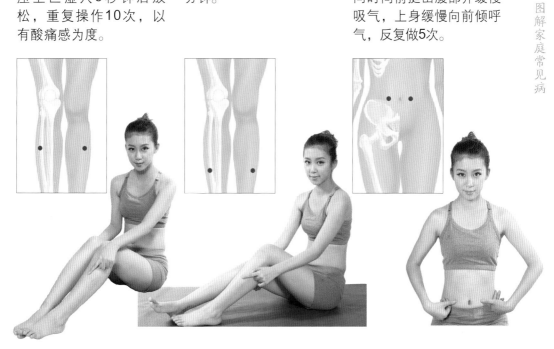

痢疾

痢疾是一种传染病，依传染性的致病生物体不同而分为细菌性痢疾和阿米巴痢疾。痢疾一年四季均可发生，但以夏、秋季发病率高，一般起病较慢，没有发热，腹泻粪便恶臭伴腹胀气，可有下腹腹痛。

对症穴位：脾俞穴、上巨虚穴、曲池穴

保健按摩

按压脾俞穴

快速取穴：两侧肩胛骨下缘的连线与脊柱相交处为第7胸椎，向下数4个突起下方左右各两指宽的位置即是脾俞穴。

取穴原理：具有健脾和胃，利湿升清的作用，能够提高人体免疫力，可用于治疗痢疾。

按摩方法：用拇指指腹按压脾俞穴1~3分钟，以有酸胀感为度。

按压上巨虚穴

快速取穴：正坐，屈膝90°，手心对髌骨，手指朝向下，无名指指端处向下量3寸即是上巨虚穴。

取穴原理：有调和肠胃，通经活络的作用，可改善痢疾的症状。

按摩方法：用拇指或示指指腹垂直用力按压上巨虚穴3秒钟后放松，重复操作10次，以有酸痛感为度。

点按曲池穴

快速取穴：将手肘内弯约呈直角，用另一只手拇指下压手肘横纹尽处凹陷即是曲池穴。

取穴原理：是手阳明大肠经的合穴，为大肠经经气最强盛之穴，可治疗一切肠部疾病。

按摩方法：用右手拇指尖点按左手曲池穴1分钟，然后换左手拇指点按右手曲池穴1分钟。

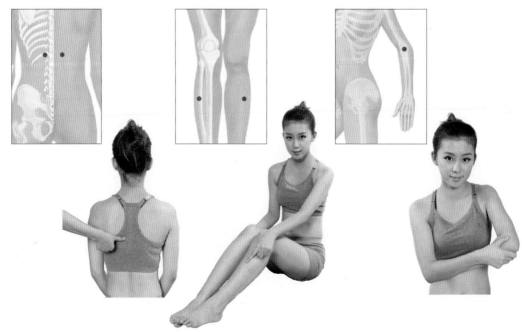

便秘主要指病人排便困难。便秘病人的大便通常是干结的，也有少数病人虽然几天未曾大便，但是大便并不干结，只是排便很困难，这类病人也属于便秘。单纯的大便干结，排出通畅，排便次数也没有改变，则属于人的正常排便，不属于便秘。

对症穴位：天枢穴、支沟穴、腹结穴、长强穴

保健按摩

按压天枢穴

快速取穴：拇指与小指弯曲，中间三指并拢，示指指腹贴在肚脐中心，无名指所在的位置即是天枢穴。

取穴原理：增强肠胃蠕动的能力，提高腹部肌肉的弹性，促进排便。

按摩方法：用示指或中指的指腹按压天枢穴，同时向前挺出腹部并缓慢吸气，上身缓慢向前倾呼气，反复做5次。

按压支沟穴

快速取穴：除拇指外的四指并拢，小指置于手背腕横纹的中点，示指指尖所至的两骨之间的凹陷处即是支沟穴。

取穴原理：增强大肠传导功能，缩短大便在肠内停留的时间。

按摩方法：用拇指指腹分别按压双侧支沟穴5~10分钟，由轻到重，以有酸麻胀痛感为度。

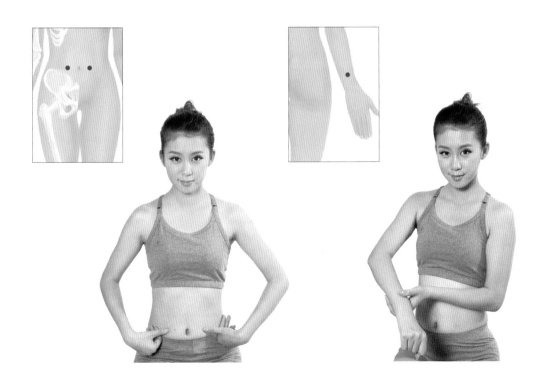

按压腹结穴

快速取穴：天枢穴向两侧约二指宽，再向下3厘米的位置即是腹结穴。

取穴原理：增强脾的运化功能，加强肠蠕动，增强便意。

按摩方法：将拇指或示指指腹按压住同侧腹结穴后稍加压力，感到酸胀为佳，然后顺时针方向点揉1分钟。

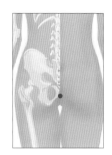
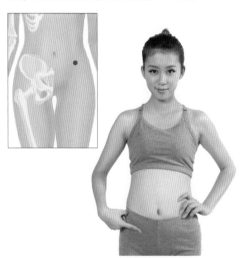

按揉长强穴

快速取穴：尾骨端与肛门连线的中点处即是长强穴。

取穴原理：可促进直肠的收缩，使大便畅通。

按摩方法：用中指和示指指腹用力按揉长强穴1~3分钟，以有酸胀感为度。

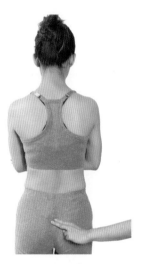

效果倍增的按摩法

● **高尔夫球或瓶子摩腹**

　　有便秘的烦恼时，可将高尔夫球或玻璃圆瓶放在肚子上，以天枢穴和腹结穴为中心，稍用力按压其周边部位，可以起到较强的刺激效果。

● **摩腹、推肋**

　　起床后排空小便，喝300~500毫升凉开水。站立，两脚与肩同宽，双手重叠放在右下腹部，从下腹部按摩至右肋部，推向左肋部，再向下按摩到左下腹部，反复按摩30~50遍，可增强排便动力。

生活调理方

● 注意保暖，秋凉之后，昼夜温差变化较大，慢性胃炎病人要特别注意胃部的保暖，适时增添衣服，夜晚睡觉盖好被，以防因腹部着凉而引发胃痛。

● 不吃过冷、过烫、过硬、过辣、过黏的食物，更忌暴饮暴食，戒烟禁酒。服药时应注意服用方法，最好饭后服用，以防刺激胃黏膜而导致病情恶化。

● 保持愉快的心情，慢性胃病的发生与发展，与人的情绪、心态密切相关。平时要注意保持愉快的心情，情绪要稳定，避免紧张、焦虑、恼怒等不良情绪。

● 适当锻炼身体，肠胃病人要根据自己的体质，进行适度的运动锻炼，以提高机体抗病能力。

<table>
<tr><td rowspan="2">腹泻</td><td>腹泻是一种常见症状，是指排便次数明显超过平日习惯的频率，粪质稀薄，水分增加。腹泻常伴有排便急迫感、肛门不适、失禁等症状。</td></tr>
<tr><td>对症穴位：神阙穴、足三里穴、涌泉穴</td></tr>
</table>

保健按摩

摩神阙穴

快速取穴：肚脐的正中央即为神阙穴。

取穴原理：适用于泻痢，对治疗腹泻有很好的疗效。

按摩方法：将双手搓热，一只手掌盖住肚脐，另一只手在其上进行按摩，两只手可交换进行。

按掐足三里穴

快速取穴：正坐，屈膝90°，手心对髌骨，手指朝向下，无名指指端处即是足三里穴。

取穴原理：是胃经的要穴，能够调理胃肠功能，防治腹泻。

按摩方法：用拇指指端按掐足三里穴，一掐一松，以有酸胀、发热感为度，连做36次，两侧交替进行。

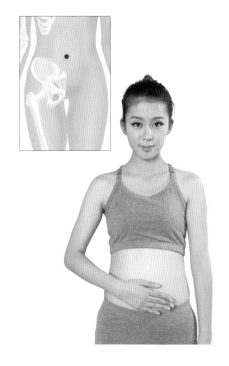

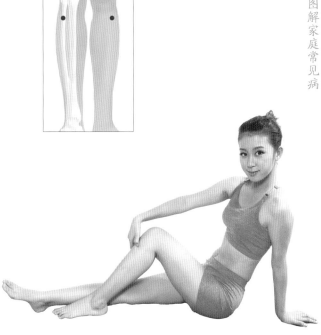

擦涌泉穴

快速取穴：抬起脚，脚趾弯曲，足底最凹陷处即是涌泉穴。

取穴原理：是肾经的重要穴位，可改善腹泻症状。

按摩方法：用左手小鱼际擦右侧足底涌泉穴2分钟，再换右手小鱼际擦左侧足底涌泉穴2分钟，有热感为度，共4分钟。

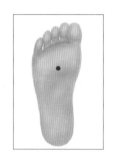

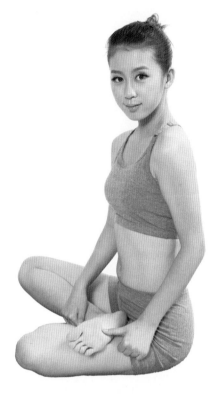

效果倍增的工具按摩法和小偏方

● **贴纽扣或硬币**

持久按压涌泉穴会有显著效果，可将纽扣或硬币用医用胶带贴在涌泉穴上，这样行走时，涌泉穴不断受到刺激，能获得持续的按摩作用。

● **白扁豆粥**

将新鲜白扁豆100克或干扁豆50克，与粳米100克同煮为粥，每日早晚温热服食。对慢性腹泻、食欲欠佳、消化不良的老年及儿童患者非常适合。

生活调理方

● 急性腹泻期需暂时禁食，使肠道完全休息。必要时由静脉输液，以防失水过多而脱水。

● 当排便次数减少，症状缓解后可改为低脂流质饮食，或低脂少渣、细软易消化的半流质饮食，如大米粥、藕粉、烂面条、面片等。

● 当腹泻基本停止后，可供给低脂少渣半流质饮食或软食。少量多餐，以利于消化；如面条、粥、馒头、烂米饭、瘦肉泥等。仍应适当限制含粗纤维多的蔬菜水果等，以后逐渐过渡到普食。

● 腹泻期间不宜食用粗粮、生冷瓜果、凉拌菜等，此外，韭菜、芹菜、榨菜、辣椒、烈酒、芥末、辣椒粉、肥肉、油酥点心等食物也不宜食用。

随症加减

肝气乘脾：平时常有两胁痞满，打嗝频繁，进食量少，情绪不好会诱发腹痛肠鸣、腹泻，泻后则疼痛减轻

取穴与部位：章门、期门、太冲、肝俞至胃俞部、胁肋部。

按摩方法：

1. 按揉章门、期门、太冲等穴，以感到酸胀为佳，时间约5分钟。

2. 用手掌横擦肝俞至胃俞部位，以感到发热为佳。

3. 用两手手掌采用揉搓法在胁肋部上下往返，时间约1~2分钟，以感到微热为佳。

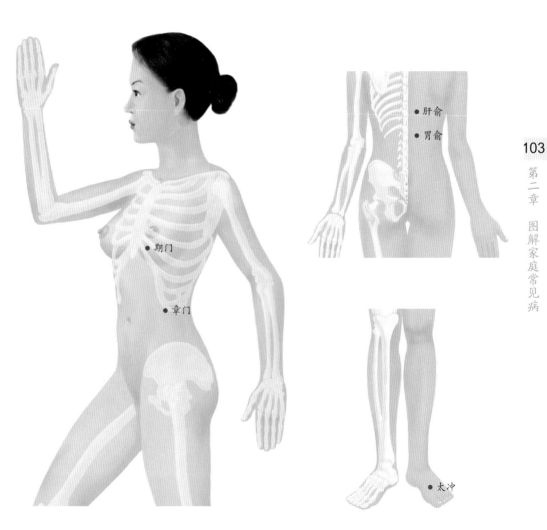

● 肝俞

● 胃俞

● 期门

● 章门

● 太冲

103

第二章 图解家庭常见病

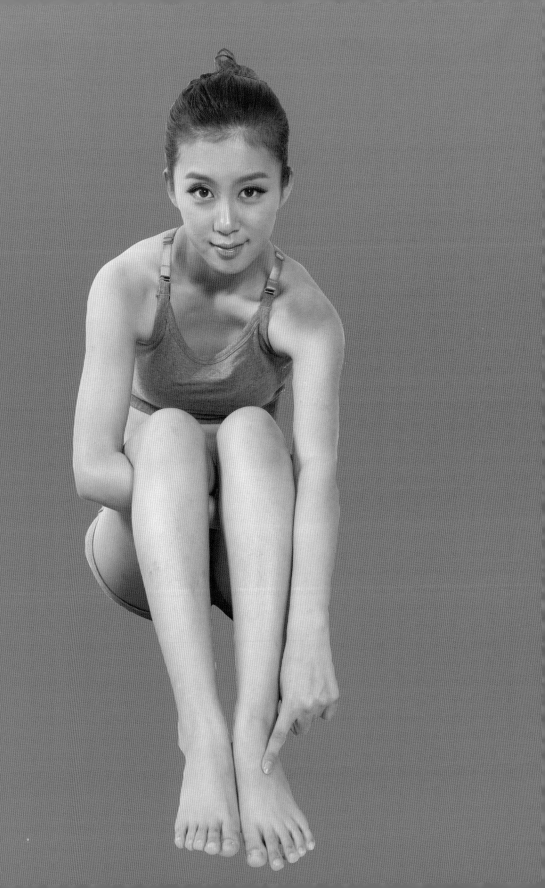

第三章

图解夫妻按摩治疗男、女疾病

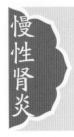

慢性肾炎是一种病因和病情复杂、原发于肾小球的免疫性炎症疾病。该病起病缓慢、病程长，以尿异常改变、水肿、贫血、高血压及肾功能损害等为主要特征。同时可伴有不同程度的腰部酸痛、尿短少、乏力等症状。本病可发生在不同年龄，尤以青壮年为多。

对症穴位：肾俞穴、委中穴、委阳穴

保健按摩

揉压肾俞穴

快速取穴：在腰部，第2腰椎棘突下，旁开1.5寸。

取穴原理：适用于调理各种肾病。

按摩方法：取卧位，两手手指指腹端按、揉压2~3分钟。

按压委中穴

快速取穴：膝盖后面凹陷中央的腘横纹的中点即是委中穴。

取穴原理：有舒筋活络，泄热情暑的作用，对慢性肾炎有一定的作用。

按摩方法：用两手拇指端按压两侧委中穴，以稍感酸痛为度，一压一松为1次，连做10~20次。

按压委阳穴

快速取穴：在膝盖后面凹陷中央的腘横纹外侧端，股二头肌腱内侧即为委阳穴。

取穴原理：有舒筋活络，通水利尿的作用，适用于肾炎、膀胱炎等症。

按摩方法：用手指指腹用力按压1~2分钟。

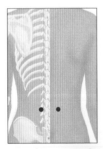

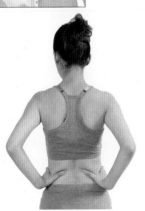

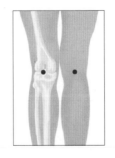

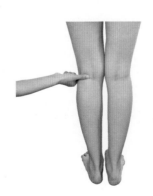

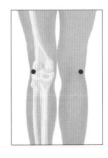

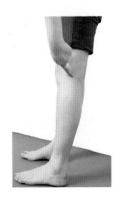

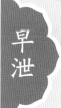

早泄

早泄是男性最为常见的性功能障碍疾病，早泄是指男性在阴茎勃起之后，未进入阴道之前，或正当纳入，以及刚刚进入而尚未抽动时便已射精，阴茎也自然随之疲软并进入不应期的现象，主要分为两种类型：心理性和器质性早泄。

对症穴位：**关元穴、肾俞穴、足三里穴、气海穴**

保健按摩

摩关元穴

快速取穴：从肚脐正中央向下量3寸的位置即是关元穴。

取穴原理：具有补肾壮阳、温通经络的作用，对治疗男性遗精，阳痿，早泄，性功能低下有较好的疗效。

按摩方法：以关元为圆心，左或右手掌做逆时针及顺时针方向摩动3~5分钟，然后随呼吸按压关元穴3分钟。

按压足三里穴

快速取穴：正坐，屈膝90度，手心对髌骨，手指朝向下，无名指指端处即是足三里穴。

取穴原理：有补中益气、补肾壮阳的作用，可辅助治疗男性勃起不坚、早泄等症。

按摩方法：用拇指或示指指腹按压足三里穴3~5分钟，以有酸胀感为度。

按摩肾俞穴

快速取穴：在腰部，第2腰椎棘突下，旁开1.5寸。

取穴原理：具有补益肝肾、填精益髓的作用，可改善早泄症状。

按摩方法：两手搓热后用手掌上下来回按摩肾俞穴50~60次，两侧同时或交替进行。

按压气海穴

快速取穴：从肚脐中央向下量1.5寸处即是气海穴。

取穴原理：对治疗性功能低下、早泄以及体倦乏力等症有所帮助。

按摩方法：用拇指或示指指腹按压气海穴3~5分钟，力度适中。

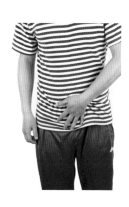
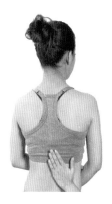
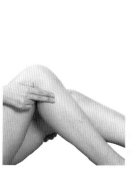
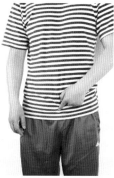

带下症

带下症是指白带量多，或色、质、气味发生异常，并伴有全身或局部症状的一种病症。患者除了白带增多外，有的尚有外阴瘙痒、头痛口苦，抑或精神疲倦，食欲缺乏，大便溏泻，或者腰痛如折，腿软无力，小腹冷痛等。

对症穴位：血海穴、阴陵泉穴

保健按摩

揉捻血海穴

快速取穴：大腿内侧，从膝盖骨内侧的上角，上面约三指宽筋肉的沟，一按就感觉到痛的地方即是血海穴。

取穴原理：具有改善子宫功能的作用，对白带异常有较好的辅助治疗作用。

按摩方法：用拇指指腹揉捻两侧血海穴各5分钟，以有酸胀感为宜。

按揉阴陵泉穴

快速取穴：小腿内侧，从膝关节往下摸，至胫骨内侧髁下方凹陷处即是阴陵泉穴。

取穴原理：具有益肾调经，通经活络的作用，可治疗生殖系统疾病。

按摩方法：用拇指指腹按揉阴陵泉穴3~5分钟，以有酸胀感为度。

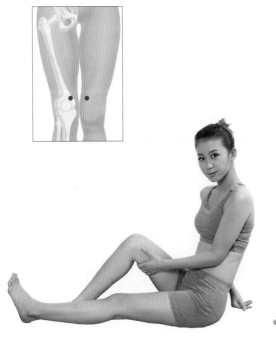

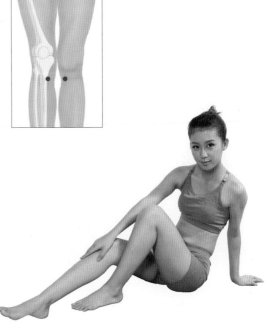

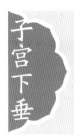

子宫下垂

子宫下垂也叫子宫脱垂，是指子宫从正常位置沿阴道下降，宫颈外口达坐骨棘水平以下，甚至子宫全部脱出于阴道口以外。子宫下垂会有下坠感，还会感到腰酸背痛，严重时还会拖累膀胱及直肠，而会有频尿、小便解不干净或大便不顺之感。

对症穴位： 百会穴、三阴交穴

保健按摩

揉百会穴

快速取穴： 头顶部，两耳尖连线的中点处。

取穴原理： 可使阳气上升，浊气下降，子宫下垂多属中气下陷，清阳不升所致，按揉百会穴可用于治疗子宫下垂。

按摩方法： 用一只手示指、中指、无名指按头顶，用中指揉百会穴，其他两指辅助，顺时针转36圈。

按压三阴交穴

快速取穴： 小腿内侧，当内踝尖上3寸，胫骨内侧缘后方。

取穴原理： 具有能保养子宫和卵巢的作用，对女性白带过多、子宫下垂等病情的恢复有较好的效果。

按摩方法： 一手拇指固定，中指按在三阴交穴上，两指对合，用力按压0.5~1分钟。

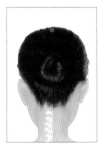

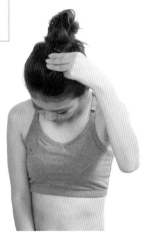

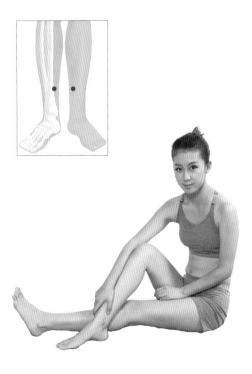

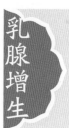

乳腺增生

乳腺增生是内分泌失调引发乳腺结构失常的一种妇科常见病。乳腺增生临床表现有：乳房胀痛，触摸乳房可发现有大小不一的结节或肿块，质地软韧、无粘连，呈圆形或椭圆形，可活动。患者常伴有头晕、烦躁、易怒、咽干、口苦等症状。

对症穴位：膻中穴、肩井穴、天宗穴

保健按摩

按揉膻中穴

快速取穴：在胸部，当前正中线上，平第四肋间，两乳头连线的中点。

取穴原理：膻中穴有软坚散结、活血通络、散气解郁的功效，治疗乳腺增生效果极佳。

按摩方法：除拇指外四指并拢，用指腹轻轻按揉膻中穴1~3分钟。

按压肩井穴

快速取穴：双手交抱，掌心向下放在肩上，中间三指放在肩颈交会处，中指指腹所在的位置即是肩井穴。

取穴原理：有活血通络止痛的作用，对乳腺增生疗效较好。

按摩方法：用示指和中指按压肩井穴1~3分钟，以有酸胀感为度。

按压天宗穴

快速取穴：用对侧手，由颈下过肩，手伸向肩胛骨处，中指指腹所在的肩胛骨冈下窝的中央处即是天宗穴。

取穴原理：有舒筋活络。理气消肿的功效，对乳腺增生的疗效较好。

按摩方法：用拇指或示指指腹按压天宗穴1~3分钟，以有酸、麻、胀感为度。

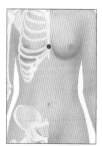

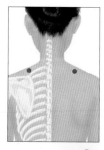

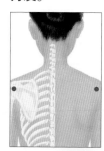

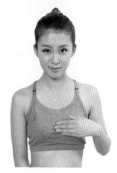

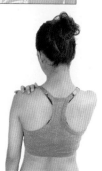

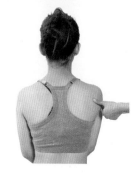

盆腔炎为妇科常见病，是女性盆腔生殖器官、盆腔结缔组织及盆腔腹膜炎症的简称。本病主要是因为女性情志不畅、劳倦内伤及外感邪毒、气血瘀滞所致。其主要症状有下腹部坠胀疼痛、腰骶部酸痛、劳累或性交后及月经期病情加重等。

对症穴位：肾俞穴、关元穴

保健按摩

按摩肾俞穴

快速取穴：两侧肩胛骨下缘的连线与脊柱相交处为第7胸椎，往下数7个突起的骨性标志，在其棘突之下旁开1.5寸处即是肾俞穴。

取穴原理：可滋阴补肾、顺气化湿、调节内分泌，能有效缓解盆腔炎带来的不适症状。

按摩方法：两手搓热后用手掌上下来回按摩肾俞穴50～60次，两侧同时或交替进行。

按压关元穴

快速取穴：肚脐中央向下量3寸即是关元穴。

取穴原理：可调理气血、滋肾祛湿、利水通络，对治疗盆腔炎有很好的疗效。

按摩方法：以关元穴为圆心，左或右手掌做逆时针及顺时针方向摩动3～5分钟，然后，随呼吸用示指或中指指腹按压3分钟。

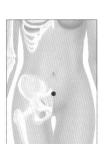

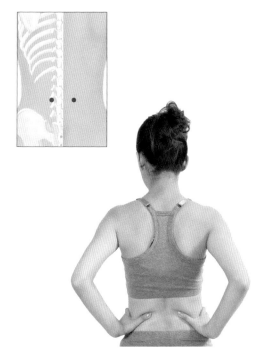

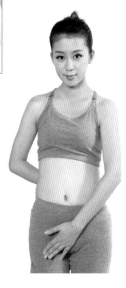

更年期综合征

更年期综合征是由于卵巢功能减退，垂体功能亢进，分泌过多的促性腺激素，引起自主神经功能紊乱，从而出现月经变化、面色潮红、心悸、失眠、乏力、抑郁、多虑、情绪不稳定、易激动、注意力难集中等一系列程度不同的症状。

对症穴位：涌泉穴、足三里穴、三阴交穴

保健按摩

按揉涌泉穴

快速取穴：抬起脚，脚趾弯曲，足底最凹陷处即是涌泉穴。

取穴原理：有清利头目的作用，可缓解头晕失眠等更年期症状。

按摩方法：将手掌搓热，用一手拇指或示指指腹适当用力按揉对侧涌泉穴0.5～1分钟。

按揉足三里穴

快速取穴：正坐，屈膝90°，手心对髌骨，手指朝向下，无名指指端处即是足三里穴。

取穴原理：调节下丘脑肽类物质的生成，调整更年期妇女自主神经功能紊乱。

按摩方法：将示指与中指重叠，中指指尖放在同侧足三里穴上，适当用力按揉0.5~1分钟。

按压三阴交穴

快速取穴：小腿内侧，当内踝尖上3寸，胫骨内侧缘后方。

取穴原理：增强卵巢功能，促进促性腺激素的正常分泌。

按摩方法：一手拇指固定，中指按在三阴交穴上，两指对合，用力按压0.5~1分钟。

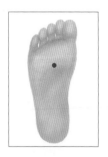
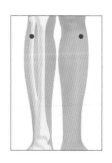
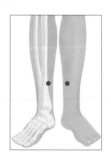
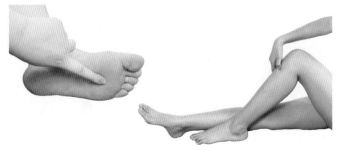
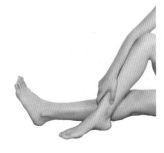

寒为阴邪，容易损伤人体阳气，阻碍人体气血运行，导致各种病症。主要表现为：恶寒发热、无汗、头身疼痛、咳嗽、喘促、苔薄白、脉浮紧，也可表现为关节冷痛、腹痛肠鸣、腹泻、呕吐等症。

对症穴位：涌泉穴、足三里穴、合谷穴

保健按摩

按揉涌泉穴

快速取穴：抬起脚，脚趾弯曲，足底最凹陷处即是涌泉穴。

取穴原理：有补肾壮阳、强筋壮骨的作用，坚持按揉此穴会改善手脚冰凉症状。

按摩方法：将手掌搓热，用一手拇指或示指指腹适当用力按揉对侧涌泉穴0.5～1分钟。

按揉足三里穴

快速取穴：正坐，屈膝90°，手心对髌骨，手指朝向下，无名指指端处即是足三里穴。

取穴原理：该穴属于足阳明经穴，足阳明经是多气多血之经，可使气血通畅，改善寒证症状。

按摩方法：将示指与中指重叠，中指指尖放在同侧足三里穴上，适当用力按揉0.5~1分钟。

按压合谷穴

快速取穴：将拇指、示指并拢，肌肉隆起的最高点即为合谷穴。

取穴原理：对关节冷痛有较好的疗效。

按摩方法：一手拇指固定，中指按在三阴交穴上，两指对合，用力按压0.5~1分钟。

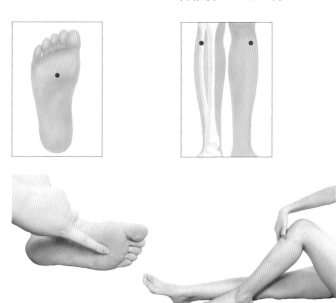

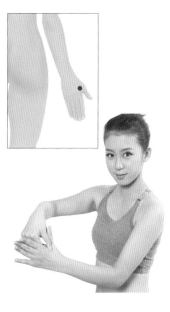

不孕

不孕症是指育龄夫妇双方同居一年以上，有正常性生活，没有采用任何避孕措施的情况下，未能成功怀孕。造成女性不孕的原因有阴道炎、子宫内膜炎、子宫内膜异位、输卵管炎、内分泌异常、生殖器肿瘤等疾病。

对症穴位：气海穴、关元穴、三阴交穴

保健按摩

按压气海穴

快速取穴：从肚脐中央向下量1.5寸处即是气海穴。

取穴原理：位于人体之中央，是升气之源，可用于治疗妇科疾病，如慢性盆腔炎等疾病。

按摩方法：用拇指或示指指腹按压气海穴3~5分钟，力度适中。

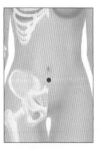

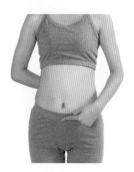

按压关元穴

快速取穴：肚脐中央向下量3寸即是关元穴。

取穴原理：有培元固本、补益下焦的作用，常用于治疗泌尿、生殖系统疾病。

按摩方法：以关元穴为圆心，左或右手掌做逆时针及顺时针方向摩动3~5分钟，然后，随呼吸用示指或中指指腹按压3分钟。

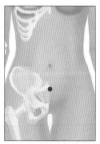

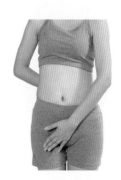

按压三阴交穴

快速取穴：内踝尖上3寸，胫骨内侧面后缘凹陷处即是三阴交穴。

取穴原理：是妇科治疗、保健首选要穴，能够改善子宫及卵巢功能。

按摩方法：一手拇指固定，中指按在三阴交穴上，两指对合，用力按压0.5~1分钟。

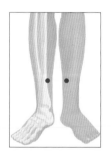

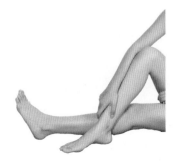

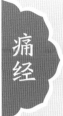

痛经

痛经指妇女经期及其前后，出现小腹或腰部疼痛，甚至痛及腰骶的症状，症状随月经周期而出现，严重者伴有恶心呕吐、冷汗淋漓、手足厥冷，甚至昏厥等症状。

对症穴位：关元穴、三阴交穴、地机穴

保健按摩

按揉关元穴

快速取穴：从肚脐正中央向下量3寸处。

取穴原理：能够调理女性整体状态，可改善痛经、腹泻等症状。

按摩方法：以关元为圆心，左或右手掌做逆时针及顺时针方向摩动3~5分钟，然后随呼吸按压关元穴3分钟。

掐按三阴交穴

快速取穴：内踝尖上3寸，胫骨内侧面后缘凹陷处。

取穴原理：可促进经血下行，让瘀滞的经血排出，减轻疼痛。

按摩方法：用拇指掐按三阴交穴20次，两侧可同时进行。

点压地机穴

快速取穴：小腿内侧，从膝关节往下摸，至胫骨内侧髁下方凹陷处，往下量3寸即是地机穴。

取穴原理：有健脾渗湿、调理月经的功效，可减轻经期疼痛症状。

按摩方法：用示指垂直向下点压地机穴1分钟，力度稍轻。

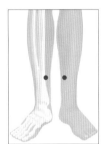

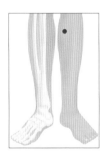

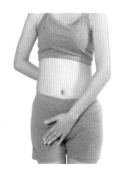

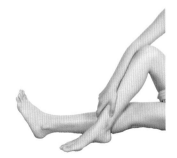

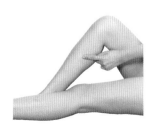

随症加减

气滞血瘀：经期或经前期小腹胀痛，行经量少，淋漓不畅，紫黯有块，块下则疼痛减轻，胸胁乳房胀痛

快速取穴：章门、期门、太冲、行间、胁肋部。

按摩方法

1. 用拇指点按章门、期门、太冲、行间等穴，每穴约1分钟。
2. 用两手手掌揉搓胁肋部，以感到发热为佳。

寒凝血瘀：经前或经期小腹冷痛，甚至牵连腰背疼痛，得热则感疼痛减轻，经行量少，色黯有血块，畏寒，四肢发冷，面色青白

快速取穴：阴陵泉、地机、命门、肾俞、督脉。

按摩方法

1. 用拇指按揉阴陵泉、地机穴，每穴1分钟。
2. 按揉命门穴，以局部感到温热为佳，时间约2~3分钟。
3. 用鱼际直擦背部督脉，横擦腰部肾俞、命门穴，各10~20次，以感至发热为佳。

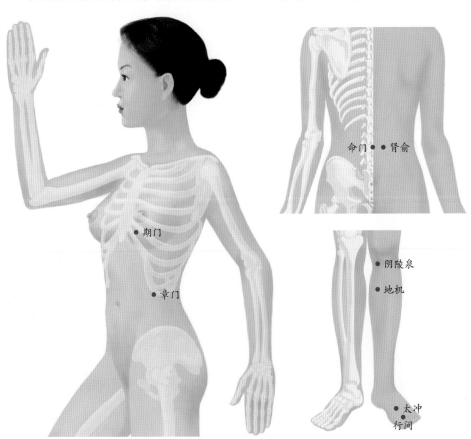

气血两虚：经期或经净后，小腹绵绵作痛，按之则疼痛减轻，经色淡，质清稀，血色苍白，精神倦怠

快速取穴：血海、足三里、太溪、命门、胃俞、关元俞、三焦俞、背部。

按摩方法

1. 用拇指按揉血海、足三里、太溪穴，每穴1分钟。

2. 按揉命门、胃俞、关元俞、三焦俞等穴，以局部温热感为佳，时间约3~5分钟。

3. 用鱼际直擦背部督脉，小鱼际横擦左侧背部，各10~20次或以感到发热为佳。

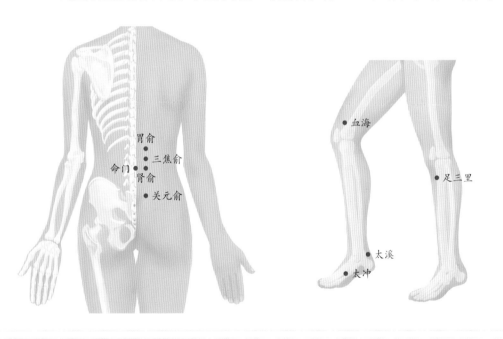

生活调理方

- 注意并讲究经期卫生，经前期及经期少吃生冷和辛辣等刺激性强的食物。
- 避免吃过甜或过咸的垃圾食物，多吃蔬菜、水果、鸡肉、鱼肉，并尽量少食多餐。
- 在月经前及期间，增加钙及镁的摄取量。
- 远离咖啡、茶、可乐等含咖啡因的食物。
- 尽量不喝酒，如果要喝，要限制在1~2杯之间。
- 使身体保持温暖，避免受凉。
- 消除对月经的紧张、恐惧心理，解除思想顾虑，心情要愉快。可以适当参加劳动和运动，但要注意休息。

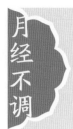

月经不调

月经失调也称月经不调，多表现为月经周期改变，月经量或多或少，严重时还会导致闭经，引起月经失调的原因有很多，如：精神压抑、受寒着凉、吸烟、酗酒、电磁波辐射等。

对症穴位：血海穴、志室穴

保健按摩

揉捻血海穴

快速取穴：大腿内侧，从膝盖骨内侧的上角，上面约三指宽筋肉的沟，一按就感觉到痛的地方即是血海穴。

取穴原理：具有活血化瘀，通络止痛的作用，改善月经不调的症状。

按摩方法：用拇指指腹揉捻两侧血海穴各5分钟，以有酸胀感为宜。

按压志室穴

快速取穴：位于身体腰部，在第二腰椎棘突下方，左右旁开3寸处。

取穴原理：对治疗月经不调有较好的作用。

按摩方法：取站位，两手叉腰，用拇指端按压或揉压2~3分钟。

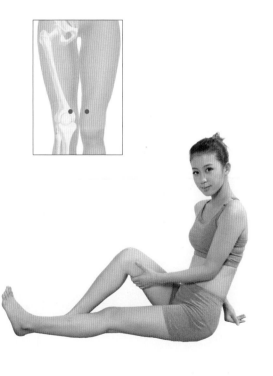

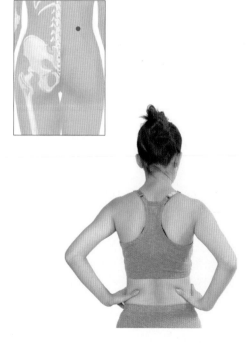

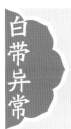

白带异常

白带是指女性阴道分泌的一种液体，在正常情况下起到润滑、保护阴道的作用，白带异常通常表现为白带发黄、有腥臭味、或呈蛋清状、泡沫状、豆腐渣状，且伴有阴部瘙痒。

对症穴位：命门穴、阴陵泉穴

保健按摩

按揉命门穴

快速取穴：两边侧腹部明显突起的骨性标志与腰椎的相交处向上数2个椎体，其棘突下的凹陷处即是命门穴。

取穴原理：可增强全身各器官组织的功能，加速血液循环，能较好地治疗白带异常。

按摩方法：用拇指指腹按揉命门穴1~3分钟，以有酸胀感为度。

按揉阴陵泉穴

快速取穴：小腿内侧，从膝关节往下摸，至胫骨内侧髁下方凹陷处。

取穴原理：具有清利湿热、益肾调经、通经活络的作用，对治疗白带异常有较好的效果。

按摩方法：用拇指指腹用力按揉阴陵泉穴3~5分钟，以有酸胀感为度。

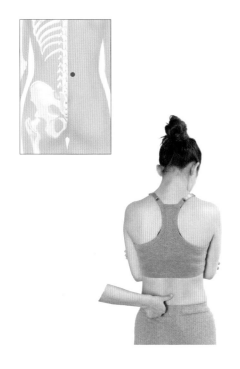

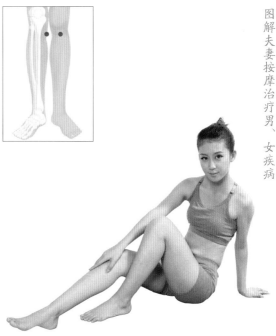

第三章　图解夫妻按摩治疗男、女疾病

产后缺乳

产后乳汁少或完全无乳，称为缺乳。乳汁的分泌与乳母的精神、情绪、营养状况、休息和劳动都有关系。乳汁过少可能是由乳腺发育较差，产后出血过多或情绪欠佳等因素引起，感染、腹泻、便溏等也可使乳汁缺少，或因乳汁不能畅流所致。

对症穴位：膻中穴、少泽穴、乳根穴

保健按摩

按揉膻中穴

快速取穴：两乳头连线的中点即是膻中穴。

取穴原理：疏通乳络，促进乳汁的分泌和排出。

按摩方法：除拇指外四指并拢，用指腹轻轻按揉膻中穴1~3分钟。

点按少泽穴

快速取穴：小指外侧指甲角旁开0.1寸处即是少泽穴。

取穴原理：提高乳汁分泌量，维持催乳素水平。

按摩方法：用示指指甲点按少泽穴1分钟。

按揉乳根穴

快速取穴：乳头直下，乳房的根部即是乳根穴。

取穴原理：疏通局部气血，促进乳汁分泌。

按摩方法：用示指或中指指腹按揉乳根穴1~3分钟，以不感疼痛为度。

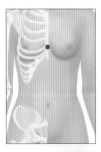
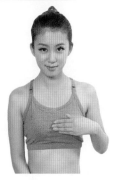
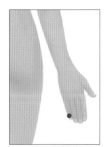
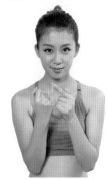
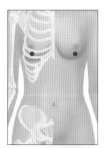
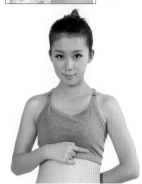

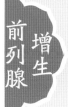

前列腺增生

前列腺增生是由于前列腺的逐渐增大对尿道及膀胱出口产生压迫作用，多表现为尿频、尿急、夜间尿次增加和排尿困难，并能导致泌尿系统感染、膀胱结石和血尿等并发症。

对症穴位：太溪穴、神阙穴、中极穴

保健按摩

按揉太溪穴

快速取穴：内踝尖和跟腱（脚后跟往上，足踝后部粗大的肌腱）之间的凹陷处。

取穴原理：常用来治疗泌尿生殖系统疾病，对前列腺增生有好的作用。

按摩方法：用对侧手的拇指指腹按揉太溪穴3分钟，力量柔和，以有酸胀感为度。

按摩神阙穴

快速取穴：肚脐的正中央。

取穴原理：是联系全身经脉交通于五脏六腑的重要穴位，可有效治疗前列腺增生。

按摩方法：以神阙穴为中心，用手掌按顺时针方向摩动3~5分钟，直至皮肤发热。

按摩中极穴

快速取穴：从肚脐中央向下量4寸处即是中极穴。

取穴原理：增高膀胱内压力，使大脑产生排尿意识。

按摩方法：双手搓热，一只手掌盖住肚脐，另一只手在中极穴上按摩1~2分钟。

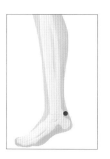

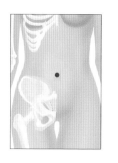

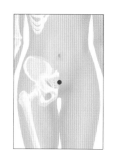

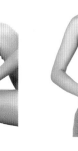

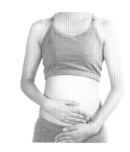

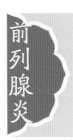

前列腺炎

前列腺炎分为特异性和非特异性两类，非特异性炎症较为常见，急性多表现为会阴或耻骨上区域有重压感，久坐或排便时加重，且向腰部、下腹、背部及大腿等处放射。慢性前列腺炎除伴有上述部分症状外，还伴有排终末血尿或尿道脓性分泌物。

对症穴位：会阴穴、关元穴、曲骨穴

保健按摩

点揉会阴穴

快速取穴：男性在阴囊根部与肛门连线的中点。

取穴原理：活血化瘀，有利气血运行，缓解前列腺充血。

按摩方法：左右小腿弯曲至膝部，两手掌搓热后，用中指尖和无名指尖点揉会阴穴20次，早晚各一次，以略有酸胀和发热感为度。

按压关元穴

快速取穴：从肚脐正中央向下量3寸处。

取穴原理：补肾壮阳，改善肾虚引起的小便滴沥不尽、尿痛等症状。

按摩方法：以关元为圆心，左或右手掌做逆时针及顺时针方向摩动3~5分钟，然后随呼吸按压关元穴3分钟。

按摩曲骨穴

快速取穴：在下腹部，前正中线上，耻骨联合上缘的中点处。

取穴原理：是生殖系统保健的特效穴位，可用来治疗前列腺引起的小便淋漓。

按摩方法：双手搓热，一只手掌盖住肚脐，另一只手在曲骨穴上按摩1~2分钟。

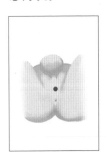

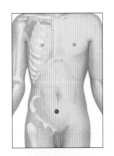

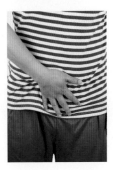

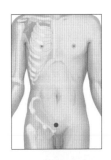

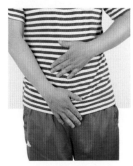

阳痿

阳痿是最常见的男子性功能障碍性疾病，是指男性在性生活时，阴茎不能勃起或勃起不坚或坚而不久，不能完成正常性生活，或阴茎根本无法插入阴道进行性交的一种疾病。

对症穴位：曲骨穴、会阳穴、长强穴

保健按摩

按摩曲骨穴

快速取穴：在下腹部，前正中线上，耻骨联合上缘的中点处。

取穴原理：可用于治疗一切生殖系统疾病。

按摩方法：双手搓热，一只手掌盖住肚脐，另一只手在曲骨穴上按摩1~2分钟。

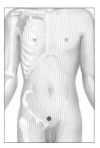
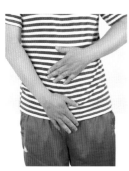

按压会阳穴

快速取穴：顺着脊柱向下摸到尽头，旁开0.5寸处。

取穴原理：可将阳气输送到臀部，对阳痿的治疗有一定的作用。

按摩方法：取俯卧位，双脚稍微分开，用两手手指指腹端按压或揉压，每次3~5分钟。

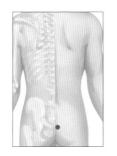
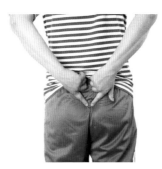

按揉长强穴

快速取穴：尾骨端与肛门连线的中点处即是长强穴。

取穴原理：有清热固肾的作用，主治遗精、阳痿等与肾相关的病症。

按摩方法：用中指和示指指腹用力按揉长强穴1~3分钟，以有酸胀感为度。

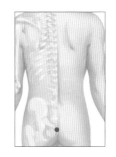
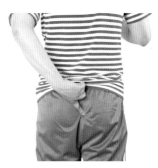

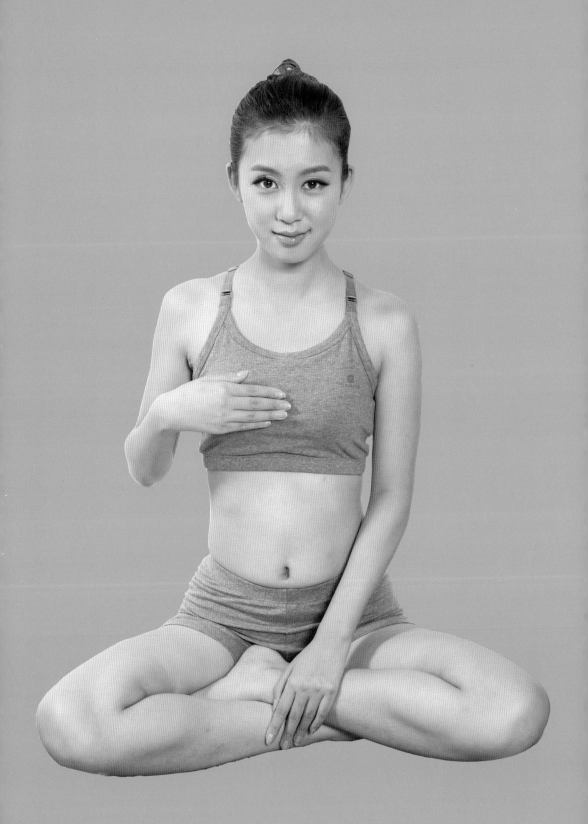

第四章

图解中老年疾病对症按摩法

冠心病

冠心病是一种最常见的心脏病，是因冠状动脉狭窄、供血不足而引起的心肌功能障碍或器质性病变。其症状表现为胸腔出现压榨性的疼痛，并可迁延至颈、颌、手臂、后背及胃部。可伴有眩晕、气促、出汗、寒战、恶心及昏厥等，严重患者可因心力衰竭而死亡。

对症穴位：内关穴、神门穴、风池穴、极泉穴

保健按摩

点压内关穴

快速取穴：一手握拳，腕掌侧突出的两筋之间的点，距腕横纹三指宽的位置即是内关穴。

取穴原理：具有增强心脏功能的作用，能够缓解胸闷、胸痛等症状。

按摩方法：用一只手的拇指，稍用力向下点压对侧手臂的内关穴后，保持压力不变，继而旋转揉动，以产生酸胀感为度。

点按神门穴

快速取穴：手腕部靠近小指的一侧有一条突出的筋，其与腕横纹相交的凹陷处即是神门穴。

取穴原理：有扩张冠状动脉，增加冠状动脉血液流量的作用，可减轻心肌缺血的症状。

按摩方法：用拇指稍用力向下点压对侧手臂的神门穴后，保持压力不变，继而旋转揉动，以产生酸胀感为度，每次3~5分钟。

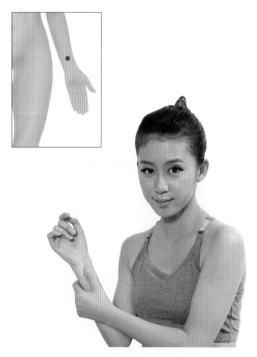

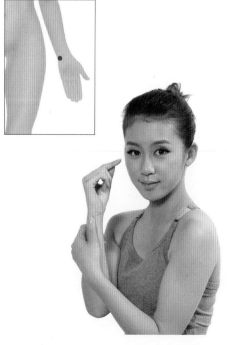

按揉风池穴

快速取穴：双手置于耳后，掌心向内，指尖朝上，四指轻扶头两侧，大拇指指腹处。

取穴原理：具有祛风解毒、通利官窍的作用，对高血压、动脉硬化引起的冠心病有较好的效果。

按摩方法：双手拇指按揉风池穴1~2分钟，力度以产生酸胀感为宜。

按压极泉穴

快速取穴：腋窝正中顶点，腋动脉搏动处。

取穴原理：具有祛风解毒、通利官窍的作用，对高血压、动脉硬化引起的冠心病有较好的效果。

按摩方法：用拇指指腹按压极泉穴，每次1分钟为宜。

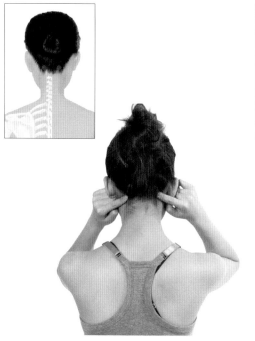

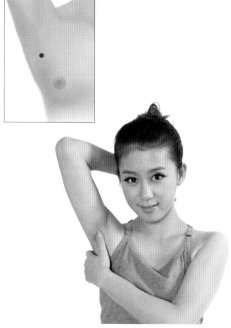

生活调理方

- 饮食宜清淡，每餐八分饱，宜吃易消化的食物，并配些汤类。
- 多吃新鲜蔬菜和水果，多补充水分。清晨起床后，可饮用250毫升淡盐水，睡前饮适量白开水。
- 坚持适当的体育运动，可选择散步、打太极拳、做健身操等活动，运动量要循序渐进，不宜过大。
- 保持充足睡眠，养成睡前热水烫脚的习惯，同时可按摩双足心。

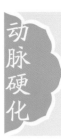

动脉硬化是任何原因引起动脉壁增厚、变硬而缺乏弹性的病理变化的总称。一般表现为脑力与体力衰退，轻者头晕、头痛、耳鸣、记忆力下降等，重者发展为认知功能障碍。

对症穴位：丰隆穴、人迎穴、风池穴

保健按摩

按揉丰隆穴

快速取穴：外膝眼和外踝尖连线的中点，当外踝尖上8寸，即是丰隆穴。

取穴原理：具有通调心脉、活血化瘀的功能，可起到预防和治疗动脉粥样硬化的作用。

按摩方法：用拇指或示指指腹稍用力按揉丰隆穴1~3分钟，以有酸胀感为度。

按揉人迎穴

快速取穴：拇指、小指弯曲，中间三指伸直并拢，无名指紧贴喉结，示指腹所在的位置，能感觉到脉搏跳动处。

取穴原理：有通经调气的作用，能减小颈动脉血管硬化，同时改善脑供血。

按摩方法：用示指与拇指同时按揉两侧人迎穴2~3分钟，手法轻柔，有酸胀感为度。

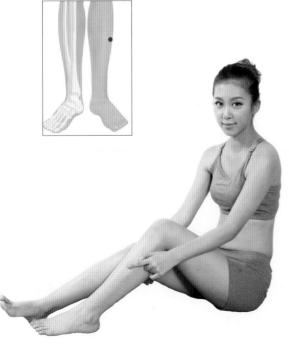

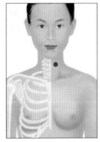

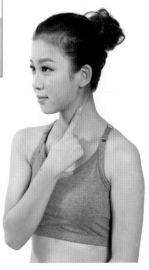

按揉风池穴

快速取穴：双手置于耳后，掌心向内，指尖朝上，四指轻扶头两侧，大拇指指腹处。

取穴原理：具有祛风解毒、通利官窍的作用，对高血压、动脉硬化引起的冠心病有较好的效果。

按摩方法：双手拇指按揉风池穴1~2分钟，力度以产生酸胀感为宜。

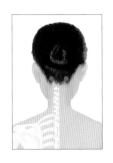

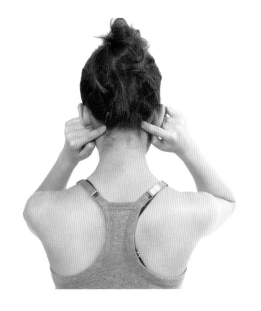

效果倍增的小偏方

● **菊花茶**

所选菊花应为甘菊，尤以苏杭的大白菊或小白菊为最佳。每次用3克左右泡饮，每日3次。此茶饮有平肝明目、清热解毒之功效，对高血压、动脉硬化有显著疗效。

生活调理方

● 减少脂肪的摄取量，少吃煎炸食物及含"高胆固醇"食物，如：虾、蟹、猪肝、猪肾、蛋黄等。

● 不食或少食甜食，奶油、糖果或酸味饮料。

● 多食粗粮、新鲜水果及蔬菜，如菠菜、芹菜、白菜、胡萝卜、白萝卜、南瓜、苹果、桃、梨、橘子、樱桃、猕猴桃等。

● 戒烟，因为烟草会损害循环系统功能，可致心肌肥大、变厚，殃及正常的舒缩运动。

● 保持良好的心情，因为忧郁或持续紧张，可刺激交感神经兴奋，易致心跳快速、血管收缩、血压上升，血流减少，加重病情。

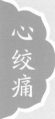

心绞痛是冠心病的主要临床表现，是由冠状动脉供血不足，心肌暂时缺血、缺氧而引起的发作性胸骨后疼痛，为突然发作的胸骨上段或中段的压榨性、窒息性疼痛，多会伴有闷胀感。疼痛持续时间多为1~5分钟。休息或用硝酸甘油片后症状可得到缓解。

对症穴位：心俞穴、内关穴、膻中穴

保健按摩

揉压心俞穴

快速取穴：低头时颈部高处，向下数第五个突起下，旁开1.5寸。

取穴原理：具有宽胸理气、调养心脏的作用。

按摩方法：四指并拢，揉压心俞穴2~3分钟。

点压内关穴

快速取穴：一手握拳，腕掌侧突出的两筋之间的点，距腕横纹三指宽的位置即是内关穴。

取穴原理：能够增强心脏的功能，缓解胸闷、胸痛。

按摩方法：用一只手的拇指，稍用力向下点压对侧手臂的内关穴后，保持压力不变，继而旋转揉动，以产生酸胀感为度。

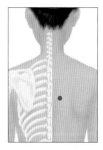

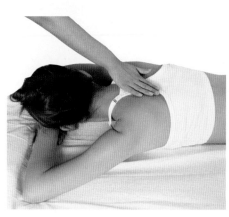

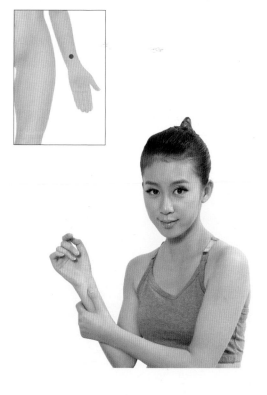

按压膻中穴

快速取穴：两乳头连线的中点即是膻中穴。

取穴原理：有改善心脏的神经调节的作用，能够增加心肌供血。

按摩方法：用一只手的拇指或示指稍向下用力按压膻中穴半分钟，然后顺时针、逆时针各按揉6 次，至有酸麻、胀感。

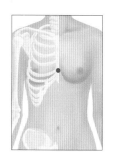

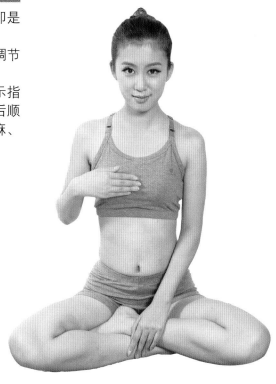

效果倍增的小偏方

● **蜂蜜香蕉茶**

先用沸水50毫升冲泡10克茶叶，将1根香蕉去皮捣碎，与少许蜂蜜一同调入茶水中，每日饮用1次，可增加血管弹性，维护和增强心脏功能。

生活调理方

● 克服不良饮食习惯，多吃一些富含膳食纤维和维生素的新鲜蔬菜、水果，每日蔬菜摄入量应在500克左右，并吃不少于100克的新鲜水果。同时要注意增加蛋白质的摄入。

● 避免过度劳累，因为过重的体力劳动、突然用力、剧烈咳嗽会增加心绞痛的发作频率。

● 避免情绪过于激动，因为发怒、紧张、焦虑也是心绞痛发作的高危因素。

● 戒烟，因为烟草中的尼古丁、焦油和其他有害物质会对冠脉血管产生强烈刺激，会诱发冠脉血管痉挛而引起心绞痛发作。

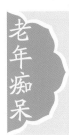

老年痴呆症是一种进行性发展的致死性神经退行性疾病，分为三个阶段，第一阶段是健忘期，表现是记忆力明显减退；第二阶段是混乱期，这时除第一阶段的症状加重外，突出表现是容易迷路、忘记朋友或亲人；第三阶段是极度痴呆期，表现为生活不能自理。

对症穴位：印堂穴、四白穴、翳风穴

保健按摩

点按印堂穴

快速取穴：两眉头连线的中点，稍稍向上一点的凹陷处即是印堂穴。

取穴原理：具有改善脑血循环，活化脑细胞，增强记忆力的作用。

按摩方法：中指或无名指点按两眉中间的印堂穴10秒放松，重复5次。

按揉四白穴

快速取穴：平视时，瞳孔直下，颧骨上方凹陷中即是四白穴。

取穴原理：此穴多气血，具有改善颅内供血的作用。

按摩方法：用示指指腹轻轻按揉四白穴1~3分钟。

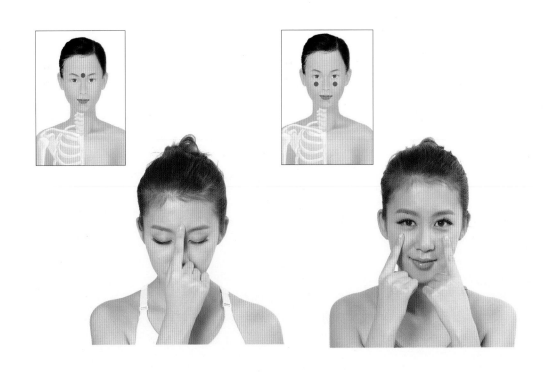

按揉翳风穴

快速取穴：头部偏向一侧，将耳垂下压，其所覆盖范围中的凹陷处即是翳风穴。

取穴原理：可改善基底动脉供血情况，可预防或减缓老年痴呆的进程。

按摩方法：张口，用双手拇指或示指指腹缓缓用力按揉翳风穴1~3分钟。

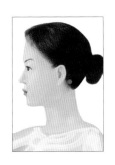

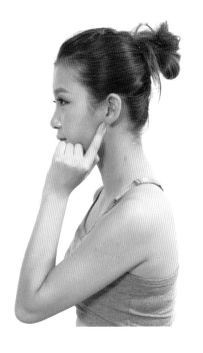

效果倍增的小偏方

● **花生粳米粥**

　　花生米45克，粳米60克，冰糖适量，一起放入砂锅中，加水煮至米烂汤稠为度。每晨空腹温热食之。花生米中的卵磷脂是神经系统所需要的重要物质，能延缓脑功能衰退。

生活调理方

● 饮食多样营养丰富，宜以素净清淡为主，糖和盐均不宜过多，适量多进食蔬菜、豆制品、瘦肉和水果等。但应避免老人忘吃了再吃，饮食过度或不主动进食情况。

● 适当参加体育活动，要量力而行，循序渐进，做些符合本人年龄和健康状况的体育锻炼，如体操、跑步、舞剑、打拳和球类活动、散步等。

● 保持平稳的情绪，不要大喜大悲，可听些舒缓的音乐。

● 加强对思维、记忆、计算等能力的训练，多开导、启发、培养兴趣，以提高智力活动。

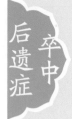
卒中后遗症是指中风后经过一段时间的治疗，除神志清醒外，其余症状依然会不同程度地存在，主要症状有偏瘫、半侧肢体功能障碍、肢体麻木、语言障碍、记忆力下降、口眼歪斜、吞咽困难、呛食呛水、共济失调、头晕头痛等。

对症穴位：涌泉穴、三阴交穴、阳陵泉穴

保健按摩

擦涌泉穴

快速取穴：抬起脚，脚趾弯曲，足底最凹陷处即是涌泉穴。

取穴原理：涌泉穴可增强人的体质，促进血液循环，缓解卒中后遗症引起的不适。

按摩方法：用左手小鱼际擦右侧足底涌泉穴2分钟，再换右手小鱼际擦左侧足底涌泉穴2分钟，有热感为度，共4分钟。

按压三阴交穴

快速取穴：小腿内侧，当内踝尖上3寸，胫骨内侧缘后方。

取穴原理：可促进下肢的活动，有利于小腿部肌肉功能恢复。

按摩方法：用示指指腹用力向下按压三阴交穴1~3分钟，以有酸胀感为。

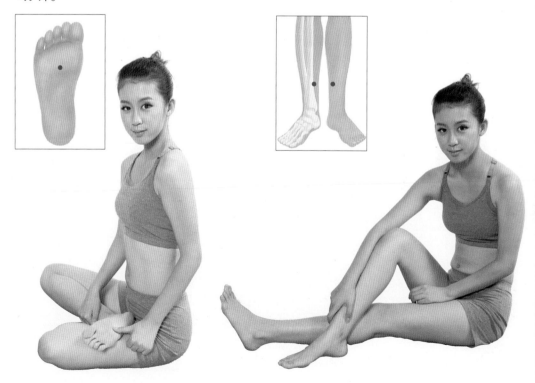

点按阳陵泉穴

快速取穴：用手掌轻握同侧膝盖，小指指腹所在的膝关节外侧一个小的突起前下方凹陷处即是阳陵泉穴。

取穴原理：有调节脑血流量的作用，降低脑血管阻力。

按摩方法：以左手拇指指尖点按左侧的阳陵泉穴20次，再以右手拇指指尖点按右侧的阳陵泉穴20次。

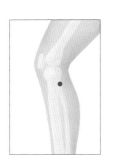

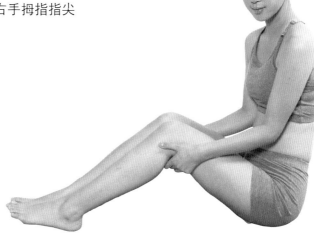

效果倍增的小偏方

● **黑豆汤**

将黑豆500克放入砂锅中，加适量清水，大火烧开，转小火，熬至汤汁浓稠即可。每日可饮用3次，每服15毫升，含服、缓咽。有利于语言障碍患者。

生活调理方

● 安排合理饮食，饮食宜清淡，限制食盐的摄入量，每日不超5克，肉食以瘦肉、鱼类为主，多吃新鲜水果和蔬菜。食用油每日不超25克，不吃动物油脂。
● 保持良好的室内环境，调节好适宜的温度，注意通风。
● 保持愉悦的心情，多参加社交活动，树立战胜疾病的信心。
● 戒烟，因为吸烟已被证实是脑梗死的危险因素之一。

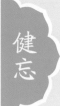
健忘是由于大脑皮层记忆神经出了问题，而造成的记忆力减退或丧失。健忘的原因是多样的，最主要是因为年龄。此外，健忘的发生还有外部原因，持续的压力和紧张会使健忘症恶化；过度吸烟、饮酒、缺乏维生素等也可以引起健忘症恶化。

对症穴位：心俞穴、脾俞穴、肾俞穴

保健按摩

按压心俞穴

快速取穴：找到第七颈椎，往下数五个突起的骨节，在其棘突下，左右旁开二指宽处。

取穴原理：健忘主要是心失所养，心俞穴有通络安神的作用，可改善健忘症状，尤其是对青壮年偶然出现的健忘效果更佳。

按摩方法：取卧位，用两手手指指腹端按压或揉压1~2分钟。

按压脾俞穴

快速取穴：两侧肩胛骨下缘的连线与脊柱相交处为第7胸椎，向下数4个突起下方左右各两指宽的位置即是脾俞穴。

取穴原理：可改善多年健忘失眠的患者伴有的食欲缺乏、形体疲惫、面色萎黄等症状。

按摩方法：用拇指指腹适当用力按压脾俞穴3~5分钟。

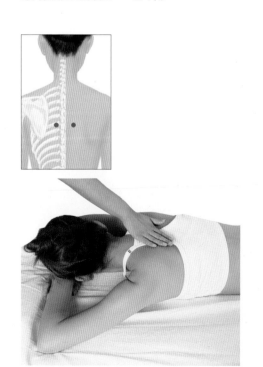

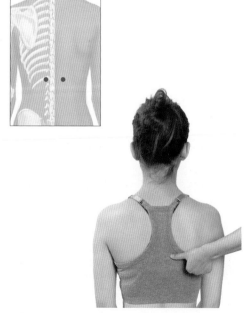

按摩肾俞穴

快速取穴：两侧肩胛骨下缘的连线与脊柱相交处为第7胸椎，往下数7个突起的骨性标志，在其棘突之下旁开1.5寸处即是肾俞穴。

取穴原理：可改善健忘症伴随的腰膝酸软等症。

按摩方法：两手搓热后用手掌上下来回按摩肾俞穴50～60次，两侧同时或交替进行。

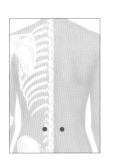

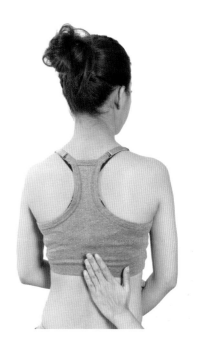

效果倍增的小偏方

● **银耳大豆红枣羹**

将干银耳15克、大豆100克、红枣5枚一同放入砂锅中，小火炖至软烂，然后加入鹌鹑蛋，煮至熟即可，每日一次，可常服。

生活调理方

● 多吃具有健脑益智的食物，如核桃、芝麻、黄豆、海带、沙丁鱼、南瓜等食物。

● 勤用脑，经常用脑可以使人的记忆力保持良好的状态。经常看新闻、电视、电影，听音乐，多参加下象棋、围棋等活动，可使脑细胞处于活跃状态，减缓衰老。

● 保持良好情绪。良好的情绪有利于神经系统与各器官、系统的协调统一，使机体的生理代谢处于最佳状态，从而反馈性地增强大脑细胞的活力，对提高记忆力颇有裨益。

● 经常锻炼身体，运动能调节和改善大脑的兴奋与抑制过程，能促进脑细胞代谢，使大脑功能得以充分发挥，延缓大脑老化。

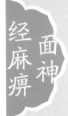

面神经麻痹

面部神经麻痹又称面瘫，是以面部表情肌群运动功能障碍为主要特征的疾病，一般表现为口眼歪斜、言语不清、口角流涎等。面神经瘫痪分为周围性面瘫与中枢性面瘫，前者大多原因不明，与寒冷、风吹、病毒感染有关，后者为脑血管意外引起的并发症。

对症穴位：风池穴、颊车穴、四白穴

保健按摩

按揉风池穴

快速取穴：颈部耳后发际下的凹窝内，相当于耳垂齐平的位置即是风池穴。

取穴原理：对治疗眼睑闭合不全、面神经麻痹、口角歪斜、流口水等面部神经麻痹症状有很好的疗效。

按摩方法：将双手示指或拇指指腹放在同侧风池穴上，其余四指放在头部两侧，适当用力按揉0.5～1分钟。

按揉颊车穴

快速取穴：咬牙时，在面颊部有一个绷紧隆起的肌肉最高点，按压放松处即是颊车穴。

取穴原理：有祛风通窍、清热止痛的作用，能有效治疗面部神经麻痹。

按摩方法：用示指或中指指腹按揉颊车穴1~3分钟，以有酸胀感为度。

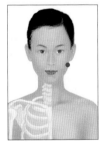

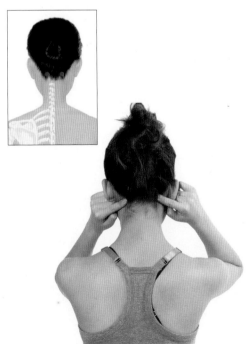

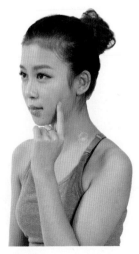

按揉四白穴

快速取穴：平视时，瞳孔直下，颧骨上方凹陷中即是四白穴。

取穴原理：有祛风明目，通经活络的作用，对治疗面部神经麻痹有较好的效果。

按摩方法：用示指指腹轻轻按揉四白穴1~3分钟。

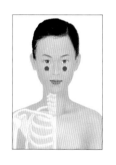

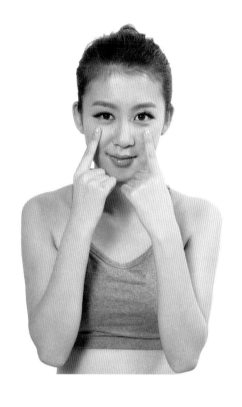

效果倍增的小偏方

● **大枣粥**

　　大枣30克，粳米100克，冰糖适量，煮至熟烂成粥，该方补气养血，适用于气虚弱之口眼歪斜，气短乏力者。

生活调理方

● 不宜吃辛辣食物，如辣椒、花椒、大葱、大蒜等，这类食物辛温燥热，易化火伤阴，加重继发的"面神经麻痹"病情。

● 忌吃油腻食物，如肥肉、油煎、油炸食品、年糕等食物，这类食物质性黏腻，不易消化，容易助湿生痰，阻滞经络，在有些面部神经麻痹患者是因风寒侵袭，阻滞经络所致，油腻食物不利于疏散风寒，使面神经麻痹久治不愈。

● 可以多吃新鲜蔬菜和水果，如桃、葡萄、苦瓜、茄子，来维持足够的维生素摄入。

● 主食以米、面、粗粮类食物为主，以保持机体足够的能量供给，增强抗病能力。

坐骨神经痛，是指坐骨神经分布的区域疼痛难忍，多为一侧腰腿部阵发性或持续性疼痛，在臀部、大腿后侧、小腿踝关节后外侧有烧灼样或针刺样疼痛。严重者疼痛如刀割，活动时疼痛加剧。多由腰椎间盘突出、受寒或外伤诱发。

对症穴位：环跳穴、委中穴、肾俞穴

保健按摩

按压环跳穴

快速取穴：站直，臀部用力，其最深的地方中央即是环跳穴。

取穴原理：有疏通气血的作用，可有效缓解疼痛。

按摩方法：拇指弯曲，用拇指关节用力按压环跳穴1~3分钟，以有酸胀感为度。

按压委中穴

快速取穴：膝盖后面凹陷中央的腘横纹的中点即是委中穴。

取穴原理：有舒筋活络、强壮腰膝、调理下焦的作用，此外还有良好的镇痛效果。

按摩方法：用两手拇指端按压两侧委中穴，以稍感酸痛为度，一压一松为1次，连做10~20次。

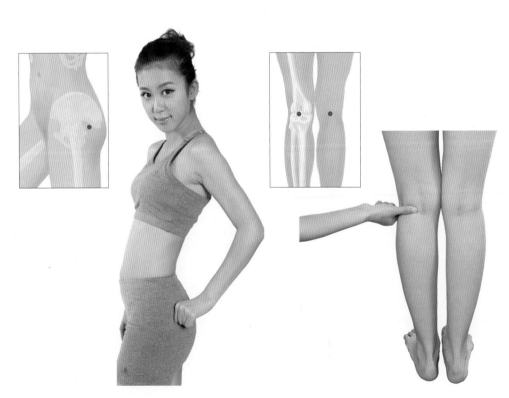

按压肾俞穴

快速取穴： 两侧肩胛骨下缘的连线与脊柱相交处为第7胸椎，往下数7个突起的骨性标志，在其棘突之下旁开1.5寸处即是肾俞穴。

取穴原理： 有理气镇痛，舒筋活络的作用，有效缓解坐骨神经痛。

按摩方法： 用拇指指腹按压肾俞穴1~3分钟，以有酸胀感为度。

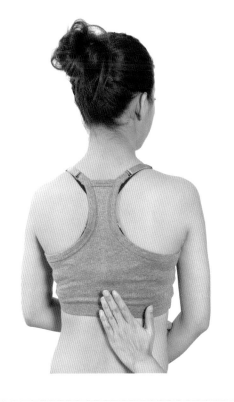

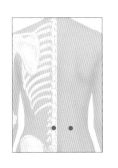

效果倍增的小偏方

● **白术附子羊肉汤**

将白术10克、熟附片15克加100毫升水煮1小时，然后加入羊肉块300克、姜15克、葱15克和适量清水，大火烧开，转小火炖50分钟，最后加盐调味即可。每日1次，每次吃羊肉50克，汤分两次服完。对受凉后引起的坐骨神经痛有较好疗效。

生活调理方

● 注意保暖，防止风寒湿邪侵袭。风寒湿邪会使气血受阻，经络不通。

● 注意锻炼身体，在运动后要注意保护腰部，内衣汗湿后要及时换洗。出汗后也不宜立即洗澡，待落汗后再洗，以防受凉、受风。饮食有节，起居有常，戒烟限酒，增强体质。

● 在急性疼痛期，不要拾起或拉取超过10斤的重物和不要用腿、臂和背部用力上举重物，如果需要，尽量使用推的方法。

● 注意站、坐、睡姿。坐骨神经痛与站姿、坐姿、睡姿关系密切。平时姿势不对也会导致坐骨神经痛。

类风湿关节炎是一种以慢性侵蚀性关节炎为特征的全身性自身免疫病。该病好发于手、腕、足等小关节，呈对称分布。早期有关节红肿热痛和功能障碍，晚期关节可出现不同程度的僵硬畸形，并伴有骨和骨骼肌的萎缩，严重者可导致残疾。

对症穴位：大杼穴、涌泉穴、曲池穴

保健按摩

按压大杼穴

快速取穴：正坐低头或俯卧位，在第一胸椎棘突下，督脉旁开1.5寸处。

取穴原理：有强筋骨、清邪热的作用，对风湿性关节炎有较好的疗效。

按摩方法：用两手手指指腹端按压或揉压2~3分钟。

擦涌泉穴

快速取穴：抬起脚，脚趾弯曲，足底最凹陷处即是涌泉穴。

取穴原理：可促进血液向外周流动，减缓风湿性关节炎的进程。

按摩方法：用左手小鱼际擦右侧足底涌泉穴2分钟，再换右手小鱼际擦左侧足底涌泉穴2分钟，有热感为度，共4分钟。

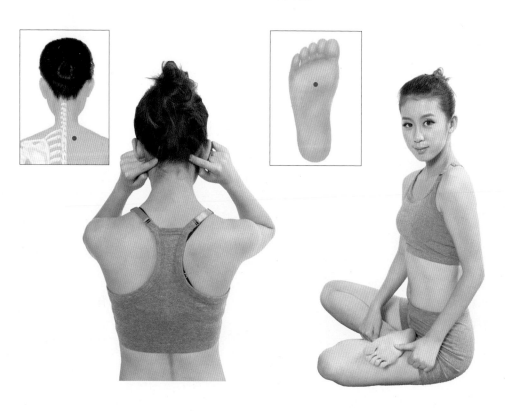

按压曲池穴

快速取穴：将手肘内弯约呈直角，用另一只手拇指下压手肘横纹尽处凹陷即是曲池穴。

取穴原理：有助于消除各类炎症，对风湿性关节炎有一定的作用。

按摩方法：用右手拇指尖点按压左手曲池穴1分钟，然后换左手拇指点按压右手曲池穴1分钟。

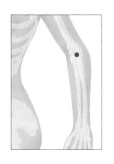

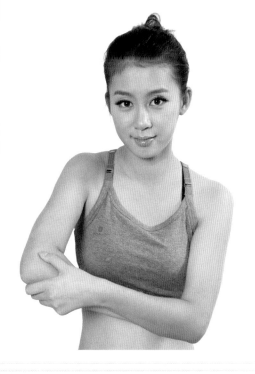

效果倍增的小偏方

● **防风粳米粥**

将防风10克、葱白2根用水煎煮，取药汁备用，然后用粳米煮粥，待粥将熟时加入药汁，煮开即可。一日2次，趁热服食。适用于类风湿性关节炎肢体关节疼痛、痛处游走不定、关节屈伸不利的行痹证。

生活调理方

● 少食肥肉、高动物脂肪和高胆固醇食物，因其产生的酮体、酸类、花生四烯酸代谢产物和炎症介质等，可抑制T淋巴细胞功能，易引起和加重关节疼痛、肿胀、骨质脱钙疏松与关节破坏。

● 少食甜食，因其糖类易致过敏，可加重关节滑膜炎的发展，易引起关节肿胀和疼痛加重。

● 可适量多食动物血、蛋、鱼、虾、豆制品、土豆、牛肉、鸡肉及牛"腱子"肉等富含组氨酸、精氨酸、核酸和胶原的食物等。

● 急性期患者应卧床休息，以后要逐步加强活动，进行适当的体育锻炼，如散步、蹬楼梯、打太极拳、慢步长跑、气功等活动。较重患者需自己在床上进行关节牵拉、伸展等功能锻炼。

膝关节骨性关节炎分为原发性和继发性两种，原发性骨关节炎是老年人膝关节长期活动，发生磨损，使骨与软骨老化发生退行性改变，逐渐形成骨刺样的增生。继发性骨关节炎为膝关节发生外伤、骨折、脱臼及患其他疾病后，使膝关节的生理功能发生改变。

对症穴位：血海穴、阳陵泉穴、膝眼穴

保健按摩

揉捻血海穴

快速取穴：大腿内侧，从膝盖骨内侧的上角，上面约三指宽筋肉的沟，一按就感觉到痛的地方即是血海穴。

取穴原理：能够促进血液流通，缓解疼痛。

按摩方法：用拇指指腹揉捻两侧血海穴各5分钟，以有酸胀感为宜。

按压阳陵泉穴

快速取穴：用手掌轻握同侧膝盖，小指指腹所在的膝关节外侧小的突起前下方凹陷处即是阳陵泉穴。

取穴原理：有强健腰膝的作用，可用于治疗各种膝部病变。

按摩方法：用拇指按压阳陵泉穴5分钟，以有酸麻感为度。

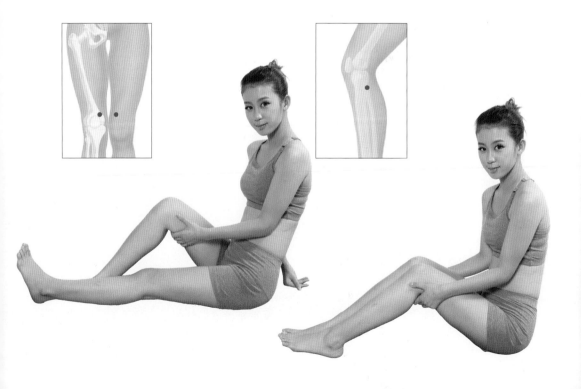

按压膝眼穴

快速取穴：将膝盖折成直角时，在它的下面凹陷处，位于内侧称内膝眼，外侧的称犊鼻。

取穴原理：有活血通络，疏利关节的作用，可缓解膝盖疼痛。

按摩方法：用手指指端按压或揉压2~3分钟。

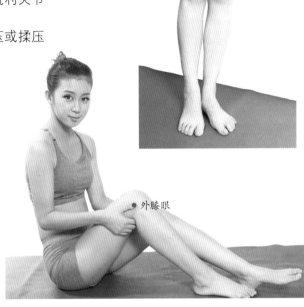

内膝眼

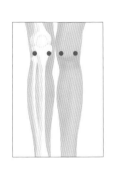

外膝眼

效果倍增的小偏方

● **冬瓜薏仁汤**

将冬瓜500克连皮切片与薏苡仁50克加适量水共煮，小火煮至冬瓜烂熟，加适量盐调味即可。每日1剂。适用于膝关节骨关节炎证属湿热内蕴而湿邪偏盛者。

生活调理方

● 注意走路和劳动的姿势，避免长时间下蹲，因为下蹲时膝关节的负重是自身体重的3~6倍。

● 走远路时不要穿高跟鞋，要穿厚底而有弹性的软底鞋，以减少膝关节所受的冲击力，避免膝关节发生磨损。

● 参加体育锻炼时要做好准备活动，轻缓地舒展膝关节，让膝关节充分活动开以后再参加剧烈运动。

● 在天气寒冷时应注意保暖，必要时戴上护膝，防止膝关节受凉。

● 尽量少上下楼梯、少登山、少久站、少提重物，避免膝关节的负荷过大而加重病情。

糖尿病

糖尿病是由于胰岛素分泌不足或胰岛细胞代谢作用缺陷，或两者同时存在所引起的葡萄糖、蛋白质、脂质代谢紊乱的一种综合症。糖尿病可引发感染、心脏病、脑血管病、肾衰竭、失明、下肢坏疽等并发症。

对症穴位：脾俞穴、曲池穴、胰俞穴

保健按摩

点掐脾俞穴

快速取穴：两侧肩胛骨下缘的连线与脊柱相交处为第7胸椎，向下数4个突起下方左右各两指宽的位置即是脾俞穴。

取穴原理：具有提高胰脏功能的作用，可促进胰岛素分泌，降低血糖。

按摩方法：用拇指指腹适当用力按压脾俞穴3~5分钟。

掐按曲池穴

快速取穴：将手肘内弯约呈直角，用另一只手拇指下压手肘横纹尽处凹陷即是曲池穴。

取穴原理：可改善糖尿病患者口渴或皮肤瘙痒等症状。

按摩方法：拇指弯曲，用指尖掐按曲池穴1~3分钟，以有酸痛感为度。

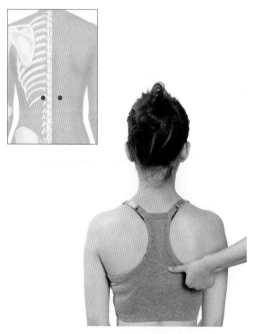

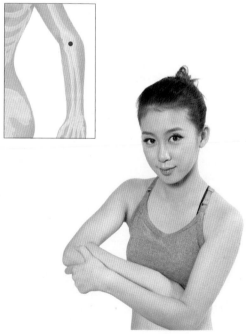

按压胰俞穴

快速取穴：先确定第七颈椎，再往下数8个突起的骨性标志，即为第八胸椎，在其棘突下旁开1.5寸处。

取穴原理：有调节胰腺的功能，对糖尿病引起的尿频、尿量多，口干舌燥有一定的缓解作用。

按摩方法：用手指指端按压或揉压。

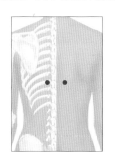

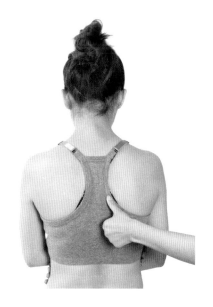

效果倍增的运动方法

● **散步**

散步不但可减轻胰岛 β 细胞的过度负担，利于病情的控制，还能预防骨质疏松。每次步行20分钟以上才可起到降血糖的作用。

病情较轻的患者每天可以进行快走：20分钟走1600～1800米或30分钟走2400～2700米；病情中等的糖尿病患者每天可选择20分钟走1200～1600米或30分钟走1800～2400米。

生活调理方

● 控制总热量摄入，正常体重者一般需要25～30千卡/千克（体重），可依据劳动强度不同作适当调整。
● 多吃富含膳食纤维的谷物及蔬菜，如玉米、荞麦、薏仁、绿豆、黄豆、菠菜、番茄、芹菜、豌豆苗、南瓜、洋葱等。
● 糖尿病患者运动时随身携带饮料、食品，以备不时之需；运动时要注意低血糖的防范及足部的保护。
● 糖尿病患者尽量不要空腹或餐前运动，餐后1～2小时运动较佳；使用胰岛素治疗者，要避免在胰岛素作用巅峰时段运动。
● 糖尿病患者切勿单独运动，最好结伴一起运动，以应付可能发生的低血糖等紧急情况。

高血压

高血压是指静息状态下收缩压≥140毫米汞柱或（和）舒张压≥90毫米汞柱，一般临床表现为：头疼、眩晕、耳鸣、心悸气短、失眠、肢体麻木等症，且常伴有心脏、血管、脑和肾脏等器官功能性或器质性改变的全身性疾病

对症穴位：涌泉穴、曲池穴、太冲穴

保健按摩

擦涌泉穴

快速取穴：抬起脚，脚趾弯曲，足底最凹陷处即是涌泉穴。

取穴原理：可促进血液向外周流动、缓解高血压症状。

按摩方法：用左手小鱼际擦右侧足底涌泉穴2分钟，再换右手小鱼际擦左侧足底涌泉穴2分钟，有热感为度，共4分钟。

点按曲池穴

快速取穴：将手肘内弯约呈直角，用另一只手拇指下压手肘横纹尽处凹陷即是曲池穴。

取穴原理：可明显降低总外周阻力，缓解高血压引起的不适症状。

按摩方法：用右手拇指尖点按左手曲池穴1分钟，然后换左手拇指点按右手曲池穴1分钟。

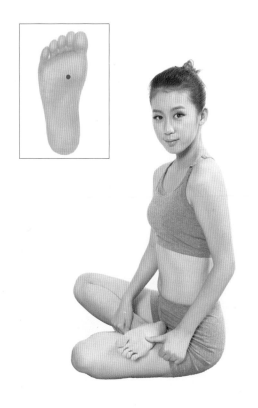

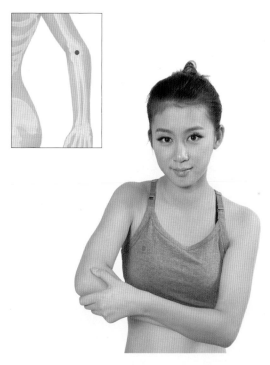

按压太冲穴

快速取穴：在足背部，从第1、2趾间沿第1跖骨内侧结合部凹陷处即是太冲穴。

取穴原理：有平肝泄热、舒肝养血、清利下焦的功效，从而降低血压。

按摩方法：用拇指或示指或示指指腹按压太冲穴1分钟，以有酸、胀、痛感为度。

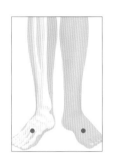

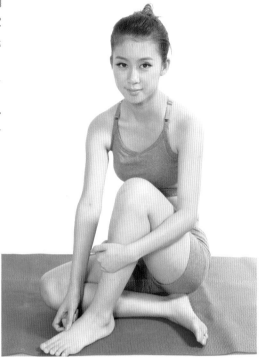

效果倍增的运动方法

● **伸展四肢**

　　两脚并立，双臂平伸，慢慢下蹲成全蹲，起立时两臂上提，举过头顶，反复做5~10次。伸展四肢可使存留四肢过多的血液迅速回流心脏，供给心脑系统足够的氧与血，可防急慢性心、脑血管疾病。此外，还能增强四肢各关节的灵活性。

生活调理方

● 降低摄盐量，每日摄盐量应控制在3克以下。
● 尽量少吃高热量、高脂肪、高胆固醇的"三高"食品，如五花肉、动物肝脏、香肠、螃蟹、炸糕、油条等。
● 多食含钾食物，如黄豆、小豆、番茄、西葫芦、芹菜、蘑菇、橘子、苹果、香蕉、梨、猕猴桃、柿子、菠萝、核桃、西瓜等。
● 每餐宜吃七分饱，吃饭的速度不宜快，建议每口饭咀嚼20次以上。
● 保持良好的情绪，不要过度兴奋、忧郁或生气。
● 戒烟限酒，因为吸烟或嗜酒可引心肌梗死。

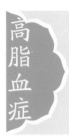

高脂血症

高脂血症是一种全身性疾病，是指血液中的总胆固醇、甘油三酯过高或高密度脂蛋白过低，其主要危害是导致动脉粥样硬化，进而引发众多的相关疾病，其中最常见的是冠心病。此外，高脂血症还是脑卒中、心肌梗死、心脏猝死的危险因素。

对症穴位：足三里穴、脾俞穴、丰隆穴

保健按摩

按压足三里穴

快速取穴：正坐，屈膝90°，手心对髌骨，手指朝向下，无名指指端处即是足三里穴。

取穴原理：有保健防病的作用，可降低血液黏稠度，避免过多的脂肪堆积在血管壁上。

按摩方法：用拇指指腹用力按压足三里穴3分钟，力度稍重。

按压脾俞穴

快速取穴：两侧肩胛骨下缘的连线与脊柱相交处为第7胸椎，向下数4个突起下方左右各两指宽的位置即是脾俞穴。

取穴原理：有利湿升清的作用，可降低血液中的胆固醇含量。

按摩方法：用拇指指腹按压脾俞穴1~3分钟，以有酸胀感为度。

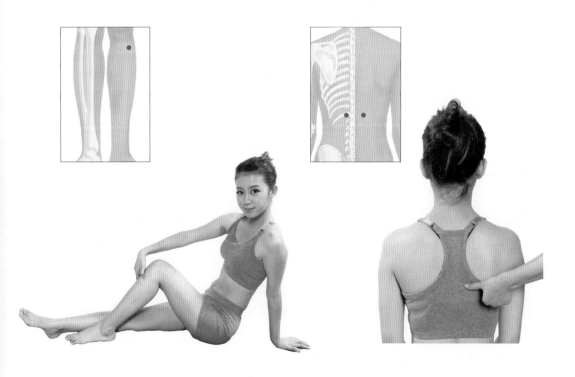

按揉丰隆穴

快速取穴：外膝眼和外踝尖连线的中点，当外踝尖上8寸，即是丰隆穴。

取穴原理：有活血通络的作用，对血脂有良好的调节作用。

按摩方法：用拇指或示指指腹稍用力按揉丰隆穴1~3分钟，以有酸胀感为度。

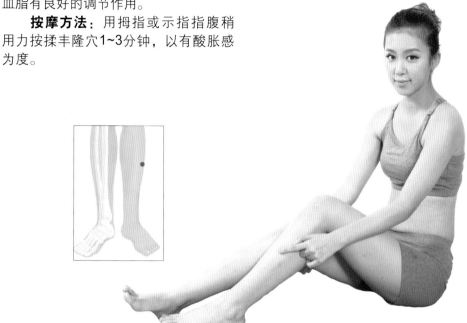

效果倍增的小偏方

● **莲子心茶**

取12克莲子心放入大杯中，冲入适量清水，盖上杯盖，闷10~15分钟，代茶饮用即可，每天早晚各饮一次。莲子心茶不但能降低血压，还有较好的去脂、安神、强心的功效。

生活调理方

● 减少脂肪的摄入量，尽量不吃猪油、肥猪肉、黄油、肥羊、肥牛、肥鸭、肥鹅等食物。
● 限制胆固醇的摄入量，每日胆固醇摄入量不超过300毫克，少吃动物内脏、蛋黄、鱼子、鱿鱼等富含胆固醇的食物。
● 戒烟忌酒，适量饮茶。
● 尽量少喝咖啡，并禁服含有咖啡因的药物。
● 适量体育锻炼，如慢跑、五禽戏、太极拳、打乒乓球等。

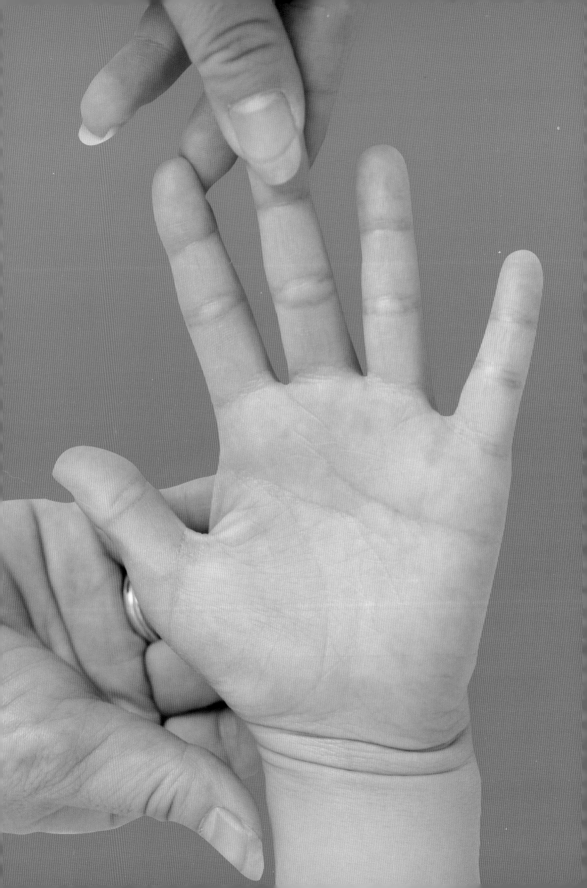

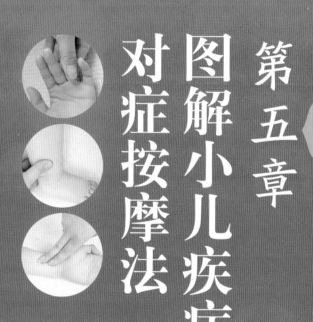

第五章

图解小儿疾病对症按摩法

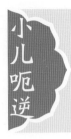

小儿呃逆

小儿打嗝多由三方原因引起，一是由于护理不当，外感风寒，寒热之气逆而不顺，而诱发打嗝；二是由于乳食不当，若乳食不节制，停积不化，或过食生冷奶水则气滞不行，脾胃功能减弱诱发打嗝；三是由于进食过急或惊哭之后进食，一时哽噎也可诱发打嗝。

对症穴位：天突穴、膻中穴

保健按摩

点揉天突穴

快速取穴：两锁骨内侧的凹陷处，胸骨上窝中央的咽喉位置即是天突穴。

取穴原理：可使清气入肺，排出浊气，从而缓解和抑制打嗝。

按摩方法：用大拇指点揉1分钟。

点揉膻中穴

快速取穴：两乳头连线的中点即是膻中穴。

取穴原理：有理气的功能，对打嗝有一定的效果。

按摩方法：用大拇指点揉1分钟。

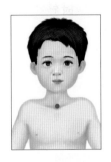

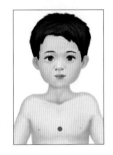

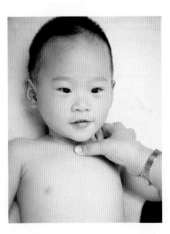

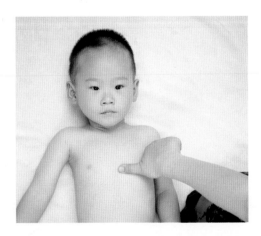

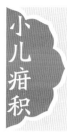

小儿疳积

小儿疳积是指脾胃虚损，运化失宜且病程较长的慢性疾患。一般表现为面色萎黄或苍白，心烦易激动，饮食不振，形体消瘦，皮下脂肪减少，肌肉松软，头发干枯，体重不增或减轻，甚至智力发育迟缓，出现水肿和夜盲等现象。

对症穴位：**板门穴、天枢穴**

保健按摩

按揉板门穴

快速取穴：手掌大鱼际隆起处。

取穴原理：可治疗疳积引起的夜间不能安睡、腹胀、腹痛拒按。

按摩方法：用人拇指腹按揉2分钟。

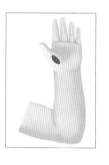

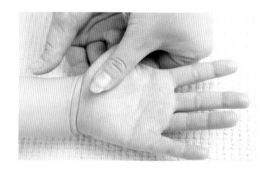

按揉天枢穴

快速取穴：拇指与小指弯曲，中间三指并拢，示指指腹贴在肚脐中心，无名指所在的位置即是天枢穴。

取穴原理：对症状为面色萎黄、乳食不进、形体消瘦、头大颈细的疳积有一定的辅助治疗作用。

按摩方法：用大拇指逆时针按揉1分钟。

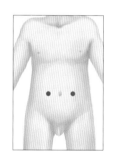

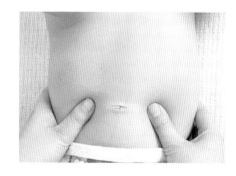

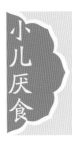
小儿厌食症是指较长期食欲减退或食欲缺乏为主的症状，主要的症状有呕吐、食欲缺乏、腹泻、便秘、腹胀、腹痛和便血等。但是，大多数小儿厌食症不是由于疾病引起，而是由于不良的饮食习惯、不合理的饮食制度、不佳的进食环境造成的。

对症穴位：内八卦、足三里穴

保健按摩

推动八卦

快速取穴：手掌面，以掌心(劳宫穴)为圆心，以圆心至中指根横纹内2/3和外1/3交界点为半径，画一圆，八卦穴即在此圆上。

取穴原理：具有宽胸利膈、行滞消食的作用，对小儿厌食症有辅助治疗作用。

按摩方法：用大拇指指腹沿顺时针方向推动。

按掐足三里穴

快速取穴：正坐，屈膝90°，手心对髌骨，手指朝向下，无名指指端处即是足三里穴。

取穴原理：有健脾和胃、通经活络的作用，可用于调节胃肠功能。

按摩方法：用拇指指端按掐足三里穴，一掐一松，以有酸胀、发热感为度。

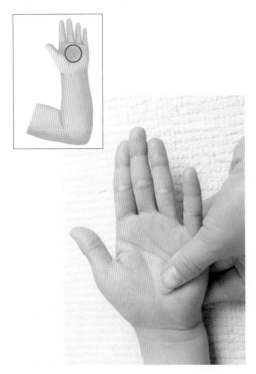

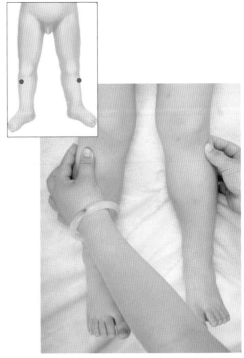

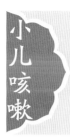

小儿咳嗽

咳嗽是小儿呼吸道疾病的常见症状之一，咳嗽是人体的一种保护性呼吸反射动作，小儿咳嗽多由上呼吸道感染、支气管炎、咽喉炎、过敏性及吸入异物引起的咳嗽。

对症穴位：膻中穴、肺经

保健按摩

挤捏膻中穴

快速取穴：两乳头连线的中点即是膻中穴。

取穴原理：有理气止痛、生津增液的功效，可用于治疗小儿百日咳。

按摩方法：反复挤捏膻中穴处的肌肉，以局部发红为止。

推动肺经

快速取穴：无名指末节螺纹面。

取穴原理：可用于治疗咳嗽、气喘等呼吸系统疾病，对咳嗽同时患有风热感冒的孩子有较好的疗效。

按摩方法：由上向下推肺经200次。

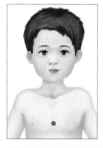

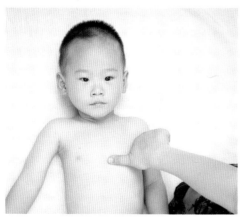

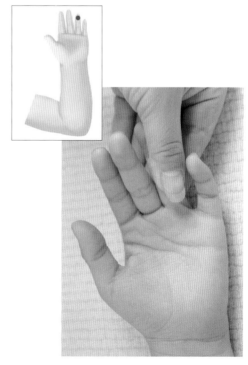

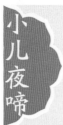

婴儿白天能安静入睡，入夜则啼哭不安，时哭时止，或每夜定时啼哭，甚则通宵达旦，称为夜啼。多见于新生儿及6个月内的小婴儿。婴儿的夜啼既可由于疾病所引起，也可是生理性的，因此，对有夜啼的孩子，家长应仔细地观察，找出啼哭原因。

对症穴位：脾经、心经

保健按摩

推动脾经

快速取穴：脾经在大拇指末节螺纹面。

取穴原理：对症状为啼哭声弱、手脚冰凉、唇舌淡白、面色青白等脾虚引起的夜啼有较好的功效。

按摩方法：由拇指末节向手掌推动200次。

推动心经

快速取穴：中指末节螺纹面。

取穴原理：可用于治疗惊恐引起的夜啼，其症状为声惨而紧、面色泛青、心神不安、时睡时醒。

按摩方法：由指端向指根方向推动100次。

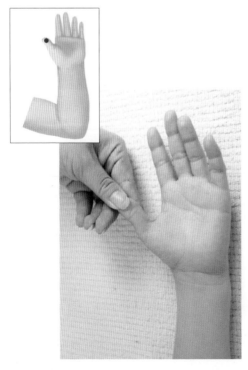

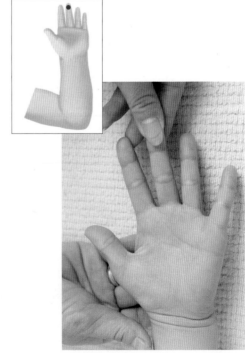

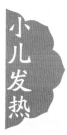

小儿发热

小儿发热多由三个原因引起：一是感冒；二是肺有热邪侵犯，同时胃有积食伤害或长期便秘；三是体弱多病、久病伤阴导致阴虚内热。其中感冒是引起发热的重要原因之一，因儿童抗病能力不足，易受风寒外邪所侵，引起发热。

对症穴位：攒竹穴、天河水

保健按摩

推动攒竹穴

快速取穴：在面部，当眉头陷中、眶上切迹处。

取穴原理：具有降低体温的作用。

按摩方法：在额头正中线自下而上交替直线推动200次。

推动天河水

快速取穴：在前臂内侧正中线，自腕至肘呈一直线。

取穴原理：有引邪外泄的作用，可快速的退热。

按摩方法：用食、中二指沿天河水从腕推向肘部200次。

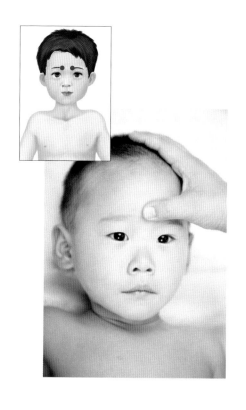

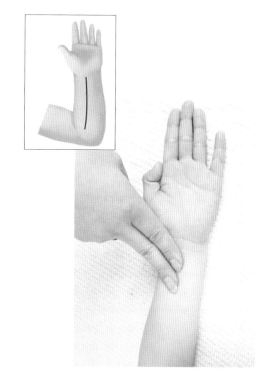

小儿盗汗

盗汗是指儿童在睡觉时全身汗出，醒来则汗止，一般来说，小儿盗汗可分为生理性和病理性两种，生理性盗汗多由入睡前活动量大、睡前吃过较烫的食物、室内温度过高、被子盖得太厚等引起；病理性盗汗多由佝偻病及结核病所引起的。

对症穴位：肺经、心经

保健按摩

推动肺经

快速取穴：无名指末节螺纹面。

取穴原理：可缓解儿童盗汗的症状。

按摩方法：在无名指面顺时针方向旋转推动200次。

推动心经

快速取穴：中指末节螺纹面。

取穴原理：对生理性及病理性引起的盗汗都有较好的功效。

按摩方法：由中指端向手掌方向直线推动200次。

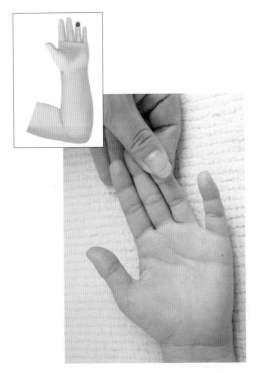

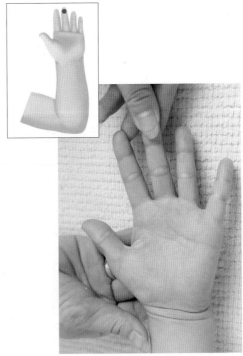

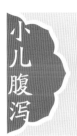

小儿腹泻

儿童脾胃虚弱，突然改变饮食习惯或饮食生冷不洁、油腻、吃太多都易伤到脾胃，导致脾胃运化失调，引起腹泻，其表现为大便次数增多、粪便溏薄、稀有如水样或排便势急，有倾泻的情况，常伴有腹部胀痛、恶心呕吐、发热、食欲缺乏、消瘦等症状。

对症穴位：脾经、胃经

保健按摩

推动脾经

快速取穴：大拇指末节螺纹面。

取穴原理：可用于治疗症状为大便清稀多沫、色淡不臭、面色淡白、肠鸣腹痛等症状的腹泻。

按摩方法：在大拇指指面顺时针方向旋转推动200次。

推动胃经

快速取穴：大拇指指面下方一节，即大拇指第二节。

取穴原理：对湿热泻有较好的功效，其症状为腹痛即泻、色黄褐味臭、肛门灼热、口渴、尿少色黄。

按摩方法：向手掌方向直线推动200次。

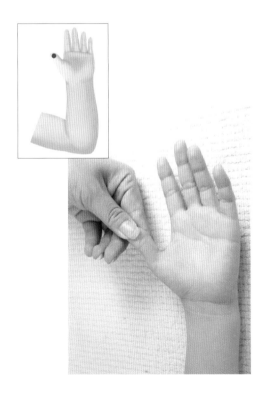

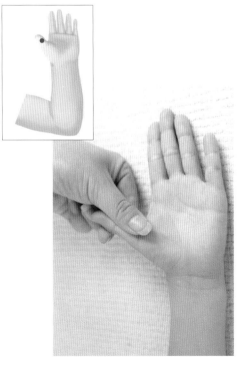

揉神阙穴

快速取穴：肚脐的正中央即为神阙穴。

取穴原理：婴幼儿筋骨娇弱，易受冷热刺激和饮食伤害，所以腹泻症状很多见。排除微生物感染和器质性病变之后，一般可以放心进行胃肠功能的调理。

按摩方法：将双手搓热，一只手掌盖住肚脐，另一只手在其上进行按摩，两只手可交换进行。

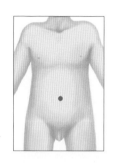

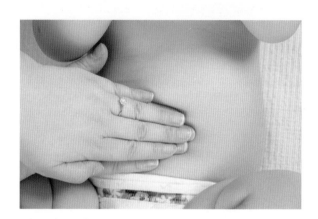

效果倍增的小偏方

- 小米50克，炒黄至透出香味，研细末。每次2～3克，每日2～3次。
- 鸡蛋壳10克，陈皮10克，鸡内金10克（炒黄）研细末。每次1～2克，每日3次。
- 将白胡椒粉或云南白药敷于肚脐上，以消毒棉纱覆盖，外面用虎骨麝香膏或伤湿止痛膏封住。
- 取蒜瓣若干，放火上烧熟，蘸白糖食用，每次吃2～3瓣，每日早、中、晚各两次，三天后即可见效，五六天腹泻可痊愈。

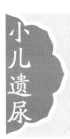

小儿遗尿

5岁以下的儿童正常的排尿习惯还没有养成，有时会因精神紧张、睡前喝水过多等原因偶尔尿床，但如果是经常遗尿，则多因肾气不足、膀胱寒冷、下元虚寒或病后体质虚弱所致。长期遗尿的儿童表现为面色萎黄、精神不振、智力减退、饮食无味。

对症穴位：三阴交穴、太溪穴

保健按摩

按揉三阴交穴

快速取穴：小腿内侧，当内踝尖上3寸，胫骨内侧缘后方。

取穴原理：有调节肝、脾、肾三脏的作用，对小孩遗尿有较好的功效。

按摩方法：用大拇指指腹按揉三阴交穴1分钟。

按揉太溪穴

快速取穴：内踝尖和跟腱（脚后跟往上，足踝后部粗大的肌腱）之间的凹陷处即是太溪穴。

取穴原理：是肾经原穴，有滋补肾阴的作用，可改善儿童遗尿症状。

按摩方法：用大拇指指腹按揉太溪穴1分钟。

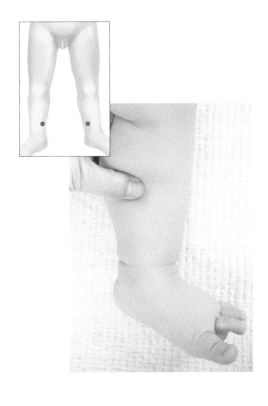

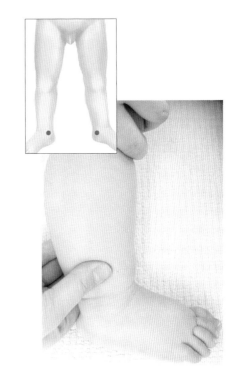

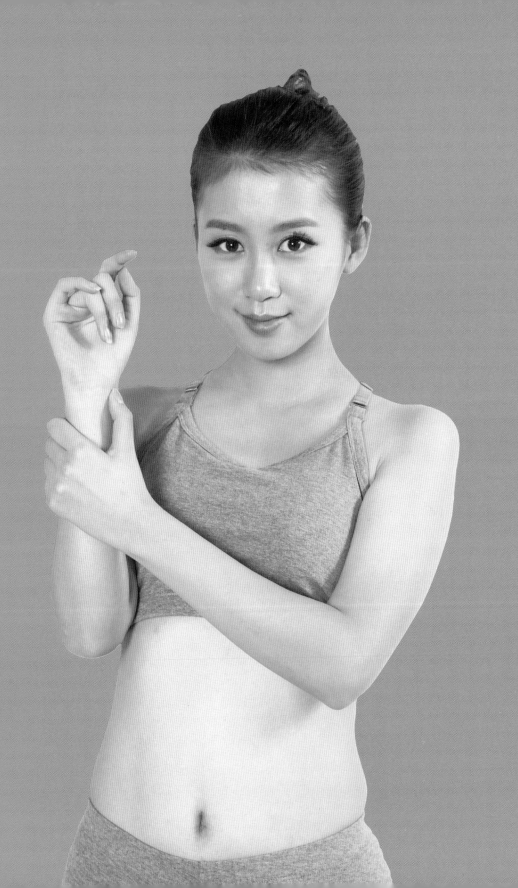

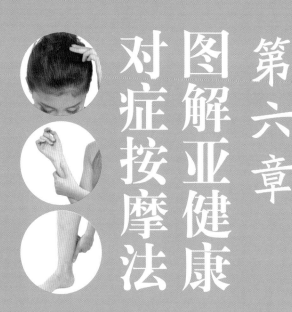

第六章 图解亚健康对症按摩法

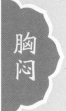

胸闷

胸闷是一种主观感觉，即呼吸费力或气不够用。分为功能性胸闷和病理性胸闷，功能性胸闷是在密闭的房间内逗留较长时间，或遇到某些不愉快的事情产生的胸闷；病理性胸闷多由呼吸道受阻、肺部疾病、心脏疾病、膈肌病变、体液代谢和酸碱平衡失调等。

对症穴位：外关穴、内关穴、膻中穴

保健按摩

点压内关穴

快速取穴：一手握拳，腕掌侧突出的两筋之间的点，距腕横纹三指宽的位置即是内关穴。

取穴原理：有益心安神、宽胸理气的功效，能增强心脏的功能，缓解胸闷、胸痛等症状。

按摩方法：用一只手的拇指，稍用力向下点压对侧手臂的内关穴后，保持压力不变，继而旋转揉动，每次按揉20~30次。

按揉外关穴

快速取穴：在前臂背侧，手腕横皱纹向上三指宽处，与正面内关穴相对。

取穴原理：有联络气血的作用，可缓解胸胁痛及胸闷等症状。

按摩方法：用拇指指端用力按揉1分钟。

按压膻中穴

快速取穴：两乳头连线的中点即是膻中穴。

取穴原理：可提高心脏的工作能力，缓解胸闷、呼吸困难等症。

按摩方法：将示指、中指、无名指三指并拢，用三指指腹按压膻中穴，力度适中，至胸闷缓解即可。

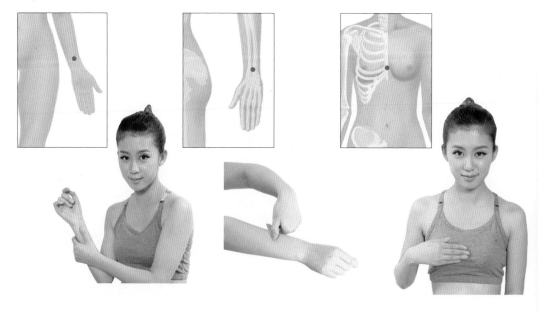

口臭

口臭指呼出的气体具有令人厌恶的臭味。病理性口臭分为：口源性口臭，指的是由龋齿、牙龈炎、牙周炎及口腔黏膜病等引起的；非口源性口臭是由化脓性扁桃体炎、慢性上颌窦炎、萎缩性鼻炎、急慢性胃炎、消化性溃疡、糖尿病酮症酸中毒等疾病引起的。

对症穴位：大陵穴、太冲穴

保健按摩

按压大陵穴

快速取穴：在手掌与手臂连接处，靠近手掌的横纹，即为腕横纹，在腕横纹的中点处。

取穴原理：有泻火去湿的作用，可用于治疗上火引起的口臭、牙龈炎等。

按摩方法：左手拇指按压右手的大陵穴，时间3~5分钟，左右交换。

揉捻太冲穴

快速取穴：在足背部，从第1、2趾间沿第1跖骨内侧向小腿方向触摸，摸到凹陷处即是太冲穴。

取穴原理：有清肝泄热的作用，对肝火旺盛带来的口臭有较好的缓解功效。

按摩方法：用左手拇指指腹揉捻右太冲穴，以有酸胀感为宜，1分钟后再换右手拇指指腹揉捻左太冲穴1分钟。

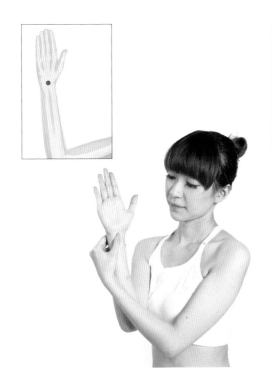

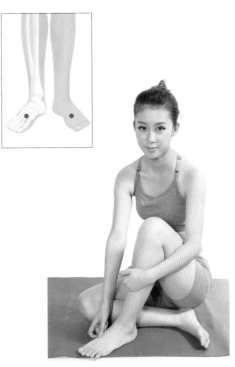

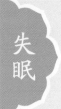
失眠是指经常不能获得正常睡眠为特征的一种病证，为各种原因引起入睡困难、睡眠深度或频度过短(浅睡性失眠)、早醒及睡眠时间不足或质量差等。由压力引起的情绪不安与紧张是失眠最主要的原因。

对症穴位：失眠穴、照海穴

保健按摩

按压失眠穴

快速取穴：在足底根部中间，足底纵向中线与内外踝尖连线的交点处即是失眠穴。

取穴原理：可使血液循环加快，缓解紧张，消除脑力疲劳，促进睡眠。

按摩方法：用拇指或示指指腹用力按压失眠穴10秒，以略感疼痛为宜，然后握拳，按压失眠穴周边20~30下。

点揉照海穴

快速取穴：内踝尖下方凹陷处即是照海穴。

取穴原理：有滋阴降火、补肾益气的作用，可改善肾阴虚引起的失眠、烦躁等症状。

按摩方法：闭口，用拇指指腹点揉照海穴3~5分钟，至喉咙有津液出现。

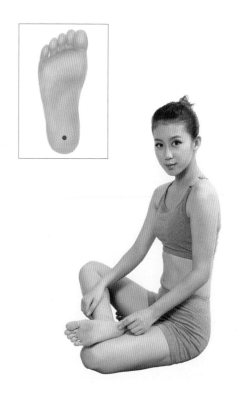

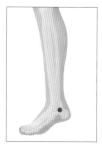

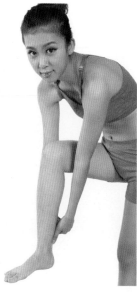

随症加减

心脾两虚：不易入睡，多梦易醒，醒后难以再入睡，或兼神疲乏力，心悸健忘，头晕目眩

取穴与部位：心俞、肝俞、脾俞、胃俞、足三里、背部。

按摩方法：

1. 用拇指按揉背部心俞、肝俞、脾俞、胃俞，每穴半分钟。

2. 直擦背部两侧膀胱经第一侧线和督脉，再横擦背部肝俞、脾俞所在位置，以感到发热为佳。

3. 用拇指按揉双侧足三里穴，以感到酸胀为佳。

阴虚火旺：心烦失眠，入睡困难，五心烦热，头晕耳鸣，口干津少，或口舌生疮，常伴有心悸、健忘、梦遗等症

取穴与部位：桥弓、心俞、肝俞、肾俞、命门、涌泉。

按摩方法：

1. 用拇指桡侧面自上向下推抹桥弓，先推一侧，再推另一侧，每侧20~30次。

2. 用拇指按揉背部心俞、肝俞、肾俞等穴，每穴半分钟。

3. 横擦背部肾俞、命门等穴，以感到发热为佳；再擦足底涌泉穴约1分钟。

169

第六章 图解亚健康对症按摩法

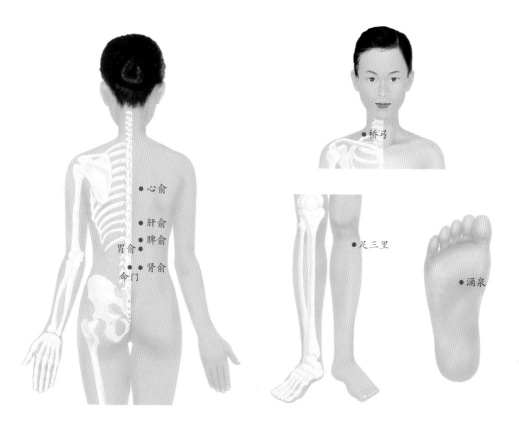

肝郁化火：情绪急躁易怒，失眠或难以入睡，胸胁胀满，口渴喜饮，目赤口苦，大便秘结，小便短赤

取穴与部位：桥弓、章门、期门、心俞、肝俞、肾俞、行间、太冲、胁肋部。

按摩方法：

1. 用拇指桡侧面自上向下推抹桥弓，先推一侧，再推另一侧，每侧20~30次。

2. 用拇指按揉章门、期门、心俞、肝俞、肾俞、行间、太冲等穴，每穴半分钟。

3. 用搓揉法在胁肋部上下往返，时间约1分钟。

胃气不和：失眠，脘腹胀满或胀痛，过饥或饱，口臭吞酸，时有恶心呕吐，大便异臭或便秘

取穴与部位：中脘、下脘、天枢、内关、足三里、背部两侧膀胱经、胃脘部。

按摩方法：

1. 按揉中脘、下脘、天枢等穴，时间约3~5分钟。

2. 在胃脘部用指摩法或掌摩法做顺时针方向抚摩，时间约3~5分钟。

3. 按揉内关、足三里等穴，时间约3~5分钟；直擦背部两侧膀胱经脾俞、胃俞部位，以感到发热为佳。

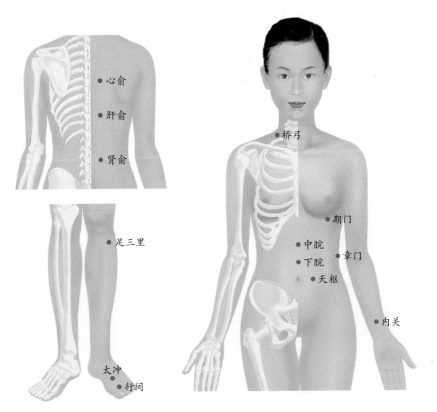

心悸

心悸是一种可感觉到自己的心脏跳动的一种不适现象。心悸时，心跳可能过快、过慢、不规则，或是以正常速度跳动。心脏活动过度或失常、神经敏感性、心律失常、焦虑、紧张、注意力集中等也能引起心悸。

对症穴位：内关穴、神门穴

保健按摩

点揉内关穴

快速取穴：一手握拳，腕掌侧突出的两筋之间的点，距腕横纹三指宽的位置即是内关穴。

取穴原理：有疏通气血的作用，可调整心律，舒缓心悸、胸闷症状。

按摩方法：用拇指指腹点揉内关穴1~3分钟，以有麻胀感为度。

点压神门穴

快速取穴：手腕部靠近小指的一侧有一条突出的筋，其与腕横纹相交的凹陷处即是神门穴。

取穴原理：有益心安神的作用，可用于治疗心悸失眠等症。

按摩方法：用一只手的拇指，稍用力向下点压对侧手臂的神门穴后，保持压力不变，继而旋转揉动，以产生酸胀感为度。

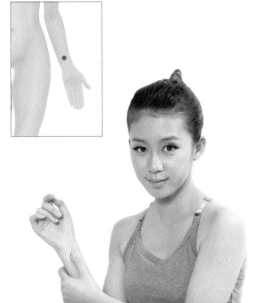

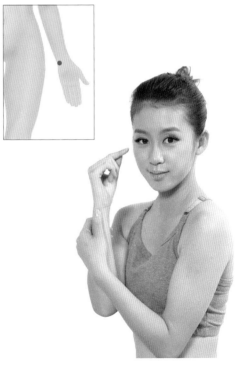

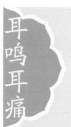

耳鸣耳痛

耳鸣是指人们在没有任何外界条件刺激下所产生的异常声音感觉。由耳部病变引起的常与耳聋或眩晕同时存在；由其他因素引起的，则可不伴有耳聋或眩晕。耳痛常因耳部疾病引起，如外耳道炎、中耳炎、耳疱疹、耳神经痛等疾病。

对症穴位：听宫穴、翳风穴、风池穴

保健按摩

点按听宫穴

快速取穴：耳屏正中的前方，张开嘴巴时的凹陷处即是听宫穴。

取穴原理：加速内耳血液循环，促进气血运行，维持内耳血液神经的正常功能，缓解耳痛。

按摩方法：微微张嘴，用示指或中指指腹缓缓用力按压听宫穴1~3分钟。

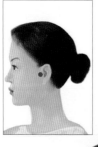

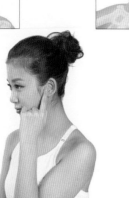

按揉翳风穴

快速取穴：头部偏向一侧，将耳垂下压，其所覆盖范围中的凹陷处即是翳风穴。

取穴原理：促进耳内血液循环，刺激听神经，缓解耳鸣耳痛等症状。

按摩方法：张口，用双手拇指或示指指腹缓缓用力按揉翳风穴1~3分钟。

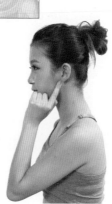

点揉风池穴

快速取穴：双手置于耳后，掌心向内，指尖朝上，四指轻扶头两侧，大拇指指腹位置的穴位即是风池穴。

取穴原理：增加脑部供血，能缓解头痛头晕、目花耳鸣等症状。

按摩方法：闭目放松，用双手拇指向耳尖示指用力点揉两侧风池穴1~2秒后，放松，再点按1~2秒，如此反复操作1分钟，保持闭目1分钟再缓缓睁开眼睛。

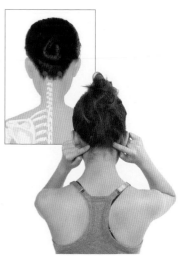

食欲减退是指由多种功能性障碍或器质性疾病引起的不想进食或进食量显著减少。食欲减退可由多种功能性障碍或器质性病变而引起，如恶心、呕吐、腹痛胃肠道炎症，胆道或胰腺病；忧郁、生气、沮丧等不良情绪等精神因素也可引起食欲减退。

对症穴位：足三里穴、上脘穴

保健按摩

掐按足三里穴

快速取穴：小腿部，胫骨结节外侧，旁开一横指处。

取穴原理：有增强肠胃功能，增进食欲的功能。

按摩方法：用拇指抵住两侧的足三里穴，用力掐按3分钟，以有酸胀感为度。

按压上脘穴

快速取穴：位于上腹部前正中线，从肚脐中央向上5寸处。

取穴原理：具有治疗胃肠等消化系统疾病的功能，促进营养吸收，增加进食量。

按摩方法：用两手手指指腹按压或揉压3~5分钟。

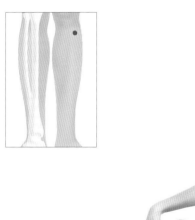

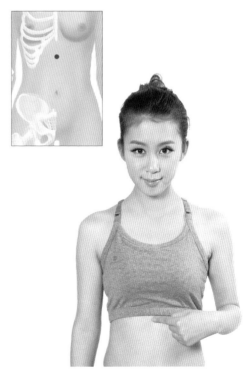

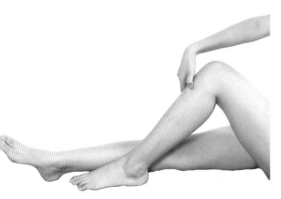

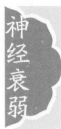

神经衰弱

神经衰弱是指精神容易兴奋和脑力容易疲乏、常有情绪烦恼和心理生理症状的神经症性障碍。神经衰弱的特征是易兴奋，易激惹，易衰竭，常有失眠、头痛、抑郁、注意力涣散，记忆力减退和情感脆弱等。青壮年期发病较多，脑力劳动者较常见。

对症穴位：神门穴、内关穴

保健按摩

点压神门穴

快速取穴：手腕部靠近小指的一侧有一条突出的筋，其与腕横纹相交的凹陷处即是神门穴。

取穴原理：可抑制神经中枢的兴奋程度，改善失眠多梦、头晕头痛等症状。

按摩方法：用一只手的拇指，稍用力向下点压对侧手臂的神门穴后，保持压力不变，继而旋转揉动，以产生酸胀感为度。

点揉内关穴

快速取穴：一手握拳，腕掌侧突出的两筋之间的点，距腕横纹三指宽的位置即是内关穴。

取穴原理：具有益心安神，镇静宁神的作用。

按摩方法：用拇指指腹点揉内关穴1~3分钟，以有麻胀感为度。

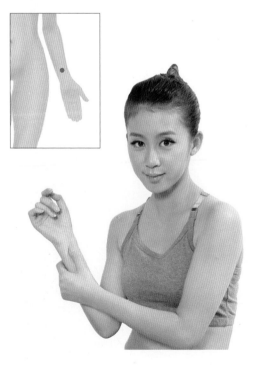

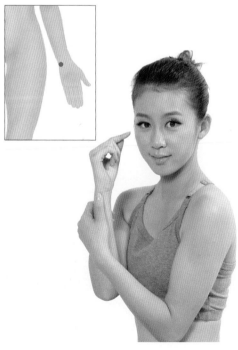

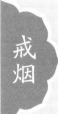

戒烟

吸烟是癌症、心脏病和脑血管病三大病症的主要成因。它可降低人体的免疫力，同时又可能诱发多种疾病，对个体健康危害极大。此外，二手烟的危害也很大，特别是对少年儿童的危害尤其严重。也正由于如此，现在戒烟越来越重要。

对症穴位：四神聪、太渊穴

保健按摩

按压四神聪

快速取穴：在头顶部，百会穴前后左右各1寸，共4穴。

取穴原理：有清醒髓海，调动肺气的作用，清除烟毒在脑中所形成的依赖作用。

按摩方法：用手指指腹按压1~2分钟。

掐按太渊穴

快速取穴：掌后腕横纹大拇指一侧，动脉的桡侧（靠拇指的一侧）凹陷处即是太渊穴。

取穴原理：可调理肺功能，清理修复吸烟对肺脏所造成的损害。

按摩方法：用拇指指腹轻柔地掐按太渊穴1~3分钟，以有酸胀感为度。

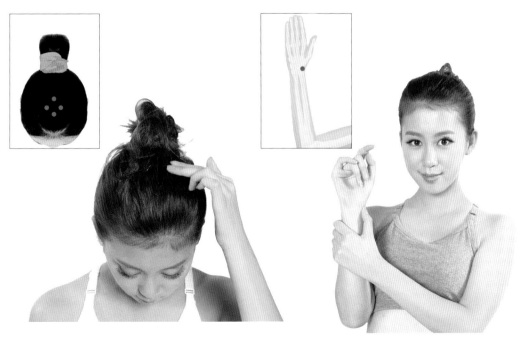

贫血

贫血是指人体外周血中红细胞容积的减少，低于正常范围下限的症状。贫血对身体的伤害极大，会引起心跳不正常、头晕、乏力、气促、心悸等症状，贫血分为缺铁性、出血性、溶血性、巨幼红细胞性、再生障碍性贫血等几类。

对症穴位：血海穴、三阴交穴

保健按摩

揉捻血海穴

快速取穴：大腿内侧，从膝盖骨内侧的上角，上面约三指宽筋肉的沟，一按就感觉到痛的地方即是血海穴。

取穴原理：有化血为气，运化脾血之功能，可祛除人体内的淤血，促生新血。

按摩方法：用拇指指腹揉捻两侧血海穴各5分钟，以有酸胀感为宜。

按压三阴交穴

快速取穴：内踝尖上3寸，胫骨内侧面后缘凹陷处即是三阴交穴。

取穴原理：有调和气血、补肾养肝的功能，改善贫血所致的肤色暗淡等症状。

按摩方法：用示指指腹用力向下按压三阴交穴1~3分钟，以有酸胀感为度。

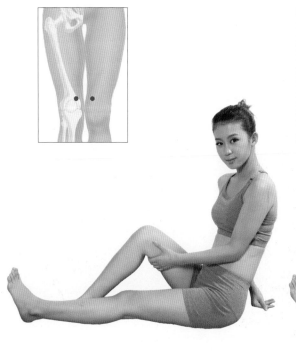

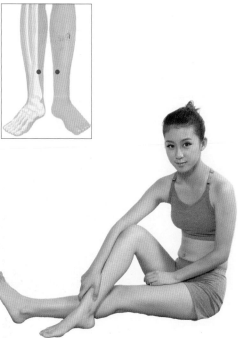

减肥

肥胖是因过量的脂肪储存，使体重超过正常标准20%以上的营养过剩性疾病。肥胖会引起很多疾病，如内分泌失调、糖尿病、高血压、关节疾病等。根据身高，按体重质量指数[体重（千克）／身高（米）的平方]衡量体重是否超标，指数超过24为肥胖。

对症穴位：三焦俞穴、足三里穴

保健按摩

按压三焦俞穴

快速取穴：先确定第七颈椎。向下数至第十二胸椎，下一个突起便为第一腰椎，在其棘突之下，旁开1.5寸处。

取穴原理：有通三焦，鼓动全身气血的输送耗散。促进身体对饮食营养的消耗。

按摩方法：用两手手指指腹按压或揉压3~5分钟，以有酸胀感为度。

按掐足三里穴

快速取穴：正坐，屈膝90°，手心对髌骨，手指朝向下，无名指指端处即是足三里穴。

取穴原理：有调动脾胃功能，祛除痰湿的作用，降低血液中异常增高的血脂。

按摩方法：用拇指指端按掐足三里穴，一掐一松，以有酸胀、发热感为度，连做36次，两侧交替进行。

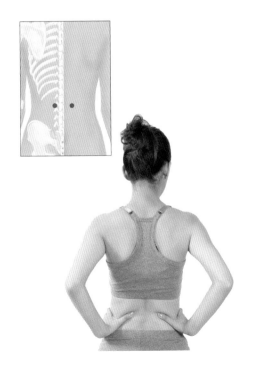

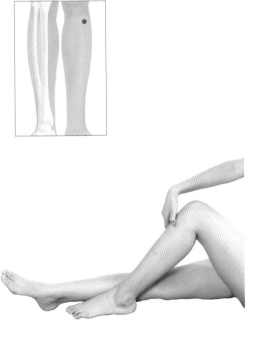

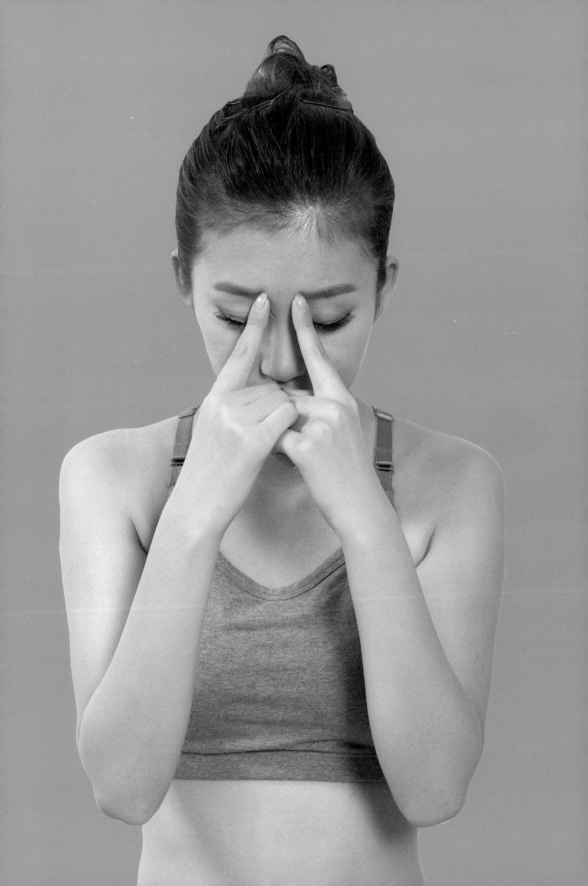

第七章

图解办公室疾病

对症按摩法

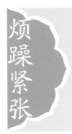

烦躁紧张

现代社会生活快节奏及工作压力的增加，使得越来越多的人心情紧张、烦躁，这种不良的情绪会对身体造成很大的危害，如易引发高血压、冠心病、冠状动脉痉挛、心肌缺血心绞痛、心肌梗死等疾病。

对症穴位：膻中穴、合谷穴、风池穴

保健按摩

揉压膻中穴

快速取穴：两乳头连线的中点即是膻中穴。

取穴原理：有宁心神，开胸除闷等作用，可以理顺人的气息，消除烦躁不安等不良情绪。

按摩方法：用大拇指指腹稍用力揉压膻中穴，每次揉压约五秒，休息三秒。

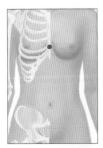

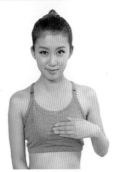

捏揉合谷穴

快速取穴：将拇指、示指并拢，肌肉隆起的最高点即是合谷穴。

取穴原理：对烦躁、紧张引起的失眠、神经衰弱等症有一定的缓解作用。

按摩方法：用示指、拇指夹住合谷穴捏揉，捏揉时缓缓呼气，吸气时手不要动。每侧按揉2~3分钟，左右各4~5次。

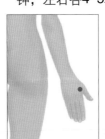

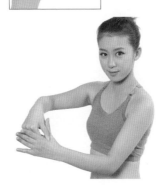

按掐风池穴

快速取穴：双手置于耳后，掌心向内，指尖朝上，四指轻扶头两侧，大拇指指腹位置的穴位即是风池穴。

取穴原理：有调节情志的功能，缓解紧张或者焦虑等不良情绪。

按摩方法：闭目放松，用双手拇指向耳尖示指用力点揉两侧风池穴1~2秒后，放松，再点按1~2秒，如此反复操作1分钟。

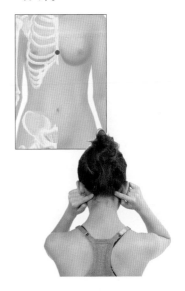

提高
注意力

注意力是指人的心理活动指向和集中于某种事物的能力。集中注意力就是专心致志、心无杂念。良好的注意力可提高我们的工作、学习效率。

对症穴位：悬颅穴、太阳穴

保健按摩

按压悬颅穴

快速取穴：做头维穴与曲鬓穴的连线，头维穴与曲鬓穴连线的中点即是悬颅穴。

取穴原理：有清热醒脑的作用，促进脑部血液循环，提高注意力。

按摩方法：两手拇指指腹按住左右两边的穴位，压5~7秒后放开，重复这个动作，直到头部感到清醒。

推太阳穴

快速取穴：头部侧面，眉梢和外眼角中间向后一横指凹陷处即是太阳穴。

取穴原理：具有振奋精神、止痛醒脑的作用，使人的注意力能够持续集中。

按摩方法：用两拇指外侧自前向后直推太阳穴30~50次，再用示指指腹向耳部揉30~50次。

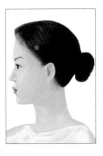

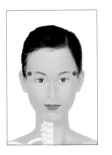

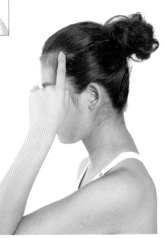

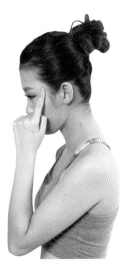

职业倦怠不仅会影响工作效率，而且容易出现疲劳、头痛、失眠、记忆力减退、食欲下降、注意力不集中、烦躁易怒、抵抗力下降、易感冒等症状。这些不仅会影响到身心健康，还会影响到家庭关系，降低自我评价及对幸福的感受。

对症穴位：志室穴、涌泉穴

保健按摩

按压志室穴

快速取穴：先确定第十二胸椎，依次往下数至第二腰椎，在其棘突下旁开3寸处即是志室穴。

取穴原理：有强壮腰膝的作用，缓解腰部疼痛等不适感觉，消除全身疲惫感。

按摩方法：站立，两手叉腰，两手拇指指端按住穴位，力度适中，按压或揉压3~5分钟。

按揉涌泉穴

快速取穴：抬起脚，脚趾弯曲，足底最凹陷处即是涌泉穴。

取穴原理：可促进血液向外周流动，使身体充满活力。

按摩方法：将手掌搓热，用一手拇指或示指指腹适当用力按揉对侧涌泉穴0.5~1分钟。

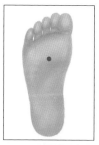

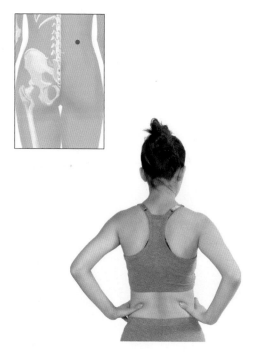

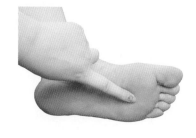

减缓压力

压力虽然不是一种疾病，但是过度的压力却会使人容易疲倦、暴躁、焦虑，对人体造成很大的伤害，因此我们在面对生活及学习的压力时，要学会抛掉包袱，轻松乐观地面对生活。

对症穴位：百会穴、太阳穴、巨阙穴

保健按摩

揉百会穴

快速取穴：头顶部，两耳尖连线的中点处。

取穴原理：可使人保持愉悦的心情，解除烦恼，消除思想压力。

按摩方法：用一只手示指、中指、无名指按头顶，用中指揉百会穴，其他两指辅助，顺时针转36圈。

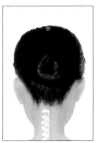

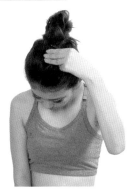

推太阳穴

快速取穴：头部侧面，眉梢和外眼角中间向后一横指凹陷处。

取穴原理：可促进头颈肩部的血液循环，放松紧张情绪。

按摩方法：用拇指和示指同时按揉两侧天柱穴2分钟。

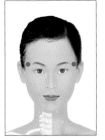

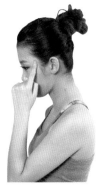

点按巨阙穴

快速取穴：肚脐中点上6寸处即是巨阙穴。

取穴原理：有理气宽中、养血安神的作用，可抚平紧张、烦闷等不良情绪。

按摩方法：晚饭后两小时，最好是睡前用拇指或示指辅以无名指点按巨阙穴约10分钟，按至穴位发热为止。

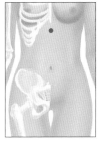

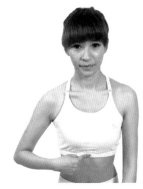

第七章 图解办公室疾病对症按摩法

随着生活节奏的加快，晚睡、早起，睡眠不足已成为困扰上班族及学生的一大问题，尤其是在早晨起床后，头脑处于不清醒的状态，严重者致使一天都没有精神，影响工作及学习的质量和效率。

对症穴位：百会穴、攒竹穴

保健按摩

揉百会穴

快速取穴：头顶部，两耳尖连线的中点处。

取穴原理：具有促进脑部血液循环，增加大脑的供氧量，使人精神焕发。

按摩方法：用一只手示指、中指、无名指按头顶，用中指揉百会穴，其他两指辅助，顺时针转36圈。

按压攒竹穴

快速取穴：眉毛内侧边缘凹陷处即是攒竹穴。

取穴原理：具有清热明目的作用，可使眼睛有神，振奋精神。

按摩方法：双目闭合，用双手的示指指腹稍加用力，轻轻按压攒竹穴1分钟。

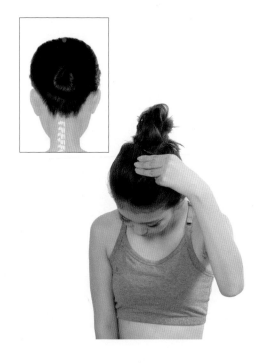

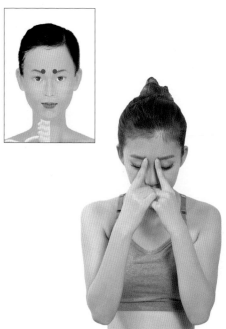

近视

近视是一种由于远处的物体不能在视网膜汇聚，而在视网膜之前形成焦点，因而造成视觉变形、视远物模糊的眼部疾病。导致近视的原因有很多，一般多由长时间的近距离看书写字和长期在照明不良条件下阅读书写引起的。

对症穴位：睛明穴、攒竹穴、风池穴

保健按摩

点按睛明穴

快速取穴：鼻梁旁与内眼角的中点凹陷处即是睛明穴。

取穴原理：有疏调眼部气血的作用，可保护视力，预防近视。

按摩方法：用示指指尖点按睛明穴，按时吸气，松时呼气，共36次，然后轻揉36次，每次停留2～3秒。

按压攒竹穴

快速取穴：眉毛内侧边缘凹陷处即是攒竹穴。

取穴原理：调整眼部血液循环，缓解用眼过度引起的眼疲劳。

按摩方法：双目闭合，用双手的示指指腹稍加用力，轻轻按压攒竹穴1分钟。

按压风池穴

快速取穴：颈部耳后发际下的凹窝内，相当于耳垂齐平的位置即是风池穴。

取穴原理：有通利官窍的功能，对青少年假性近视有一定的治疗作用。

按摩方法：双手抱拢头部，用双手拇指指腹按压两侧的风池穴约1分钟。

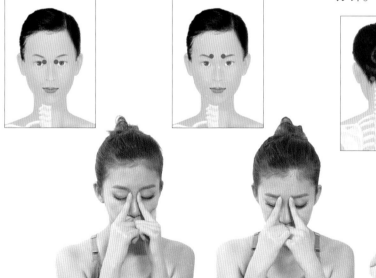

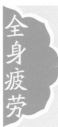

全身疲劳是一种主观不适的感觉，既可能是由于高强度的体力劳动引起的，也可能是长时间的脑力劳动或精神紧张等原因造成的。一般性的疲劳经过充足的睡眠即可得到缓解，也可通过按摩穴位来缓解。

对症穴位：**气海穴、足三里穴、关元穴**

保健按摩

按压气海穴

快速取穴：从肚脐中央向下量1.5寸处即是气海穴。

取穴原理：有增强体质的作用，改善全身疲劳的状况。

按摩方法：用拇指或示指指腹按压气海穴3~5分钟，力度适中。

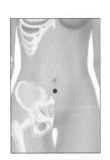

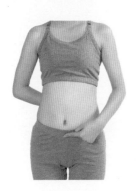

按揿足三里穴

快速取穴：正坐，屈膝90°，手心对髌骨，手指朝向下，无名指指端处即是足三里穴。

取穴原理：有调节机体免疫力、增强抗病能力的作用，使身体充满活力。

按摩方法：用拇指指端按揿足三里穴，一揿一松，以有酸胀、发热感为度，连做36次，两侧交替进行。

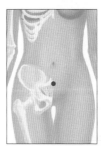

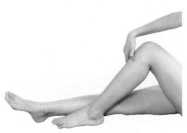

按压关元穴

快速取穴：从肚脐正中央向下量3寸的位置即是关元穴。

取穴原理：可以培补元气，导赤通淋，改善全身疲劳的作用。

按摩方法：以关元为圆心，左或右手掌做逆时针及顺时针方向摩动3~5分钟，然后随呼吸按压关元穴3分钟。

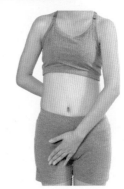

眼睛疲劳

视疲劳是目前眼科常见的一种症状，其表现有近距离工作不能持久，出现眼疲劳、眼干涩、异物感、眼皮沉重感、视物模糊、畏光流泪、眼胀痛及眼部充血等，严重者还可出现头痛、头昏、恶心、精神萎靡、注意力不集中、记忆力下降等。

对症穴位：承泣穴、睛明穴、太阳穴

保健按摩

按压承泣穴

快速取穴：示指与中指伸直并拢，中指贴于鼻侧，示指指尖所至的下眼眶边缘处即是承泣穴。

取穴原理：可减轻眼肌紧张和疲劳，改善眼的调节功能。

按摩方法：用两手示指或中指指腹轻轻按压承泣穴5秒钟后放松，重复5~10次。

点按睛明穴

快速取穴：鼻梁旁与内眼角的中点凹陷处即是睛明穴。

取穴原理：促进眼部血液循环，缓解眼疲劳。

按摩方法：用示指指尖点按睛明穴，按时吸气，松时呼气，共36次，然后轻揉36次，每次停留2~3秒。

推揉太阳穴

快速取穴：头部侧面，眉梢和外眼角中间向后一横指凹陷处即是太阳穴。

取穴原理：有清脑明目的作用，可改善用眼过度引起的视疲劳。

按摩方法：用两拇指外侧自前向后直推太阳穴30~50次，再用示指指腹向耳部揉30~50次。

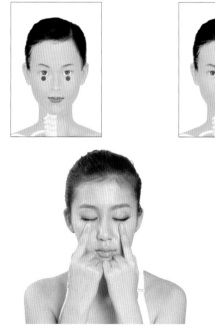

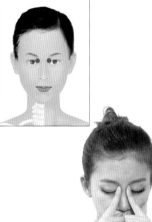

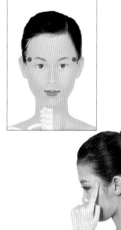

颈椎病是由于颈椎长期劳损、骨质增生、韧带增厚，致使颈椎脊髓、神经根或椎动脉受压，出现一系列功能障碍的综合征。多见于中老年人，但是随着电脑工作者的增多，越来越多的年轻人也患上颈椎病。

对症穴位：**大椎穴、肩井穴、后溪穴**

保健按摩

摩擦大椎穴

快速取穴：低头时，摸到颈后突起最高的高骨，在这块高骨的下方凹陷处即是大椎穴。

取穴原理：有通筋活络的功效，可有效缓解颈部疼痛，治疗颈椎病。

按摩方法：将右手四指并拢紧贴在大椎穴，适当用力反复摩擦0.5～1分钟至局部发热。

按压肩井穴

快速取穴：双手交抱，掌心向下放在肩上，中间三指放在肩颈交会处，中指指腹所在的位置即是肩井穴。

取穴原理：可使肩颈部的血脉畅通，放松颈部肌肉。

按摩方法：用示指和中指按压肩井穴1~3分钟，以有酸胀感为度。

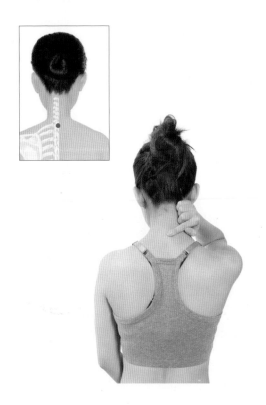

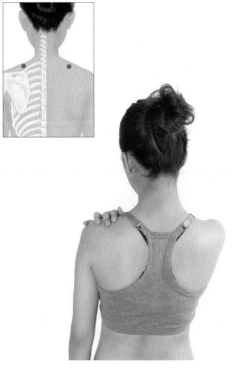

按压后溪穴

快速取穴： 曲臂成45°，轻握拳，在小指近侧边凸起如火山口状处即是后溪穴。

取穴原理： 有调理督脉气息的作用，可缓解颈椎紧张状态。

按摩方法： 轻握拳，用一手轻握另一手掌背，用拇指指尖垂直向着掌心向下按压后溪穴1~3分钟。

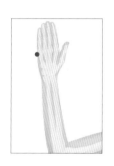 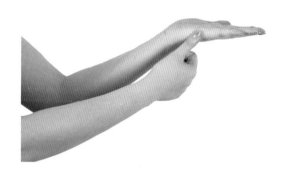

效果倍增的小偏方

● **敷热盐包或姜丝**

在小口袋里放点炒热的盐，稍微凉一下，放在颈椎上，等全凉了再拿下来，反复操作３０分钟；或者将切成丝的生姜放进口袋，系在颈部。这两种方式都可以促进颈部血液循环，缓解颈椎疼痛。

生活调理方

● 注意纠正不良的体位和姿势，不要偏头、耸肩，保持脊柱的正直，昂首挺胸，眼睛平视，双肩自然下垂。

● 不断改变头部及颈部体位，避免长时间保持一种姿势。

● 睡时选择高低合适的枕头，并调整睡姿，可取侧卧位或仰卧位，不宜俯卧。

● 注意颈椎保暖，不要让颈椎直接处于电扇、凉水、空调等低温条件下。

● 改善工作环境，减小劳动强度，避免头颈负重。

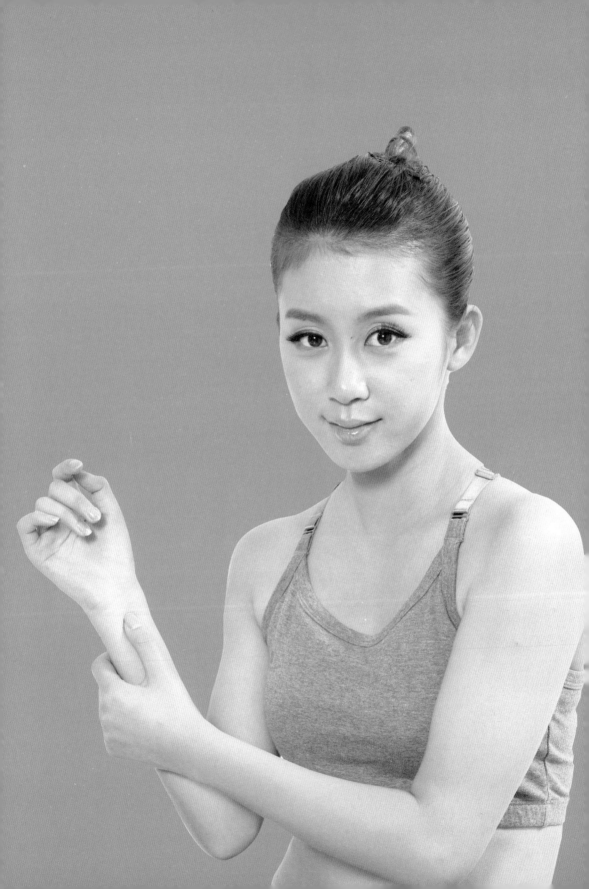

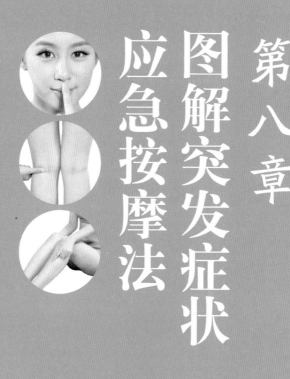

第八章

图解突发症状
应急按摩法

鼻出血

鼻出血又称鼻衄，多因鼻腔病变引起，也可由全身疾病所引起，偶有因鼻腔邻近病变出血经鼻腔流出者。鼻出血多为单侧，亦可为双侧；可间歇反复出血，亦可持续出血；出血量多少不一，轻者仅鼻涕中带血，重者可引起失血性休克；反复出血则可导致贫血。

对症穴位：迎香穴、孔最穴、上巨虚穴、下巨虚穴

保健按摩

按揉迎香穴

快速取穴：位于人体鼻翼外缘中点旁，鼻唇沟中间。

取穴原理：对治疗鼻出血有较好的作用。

按摩方法：用两只手的示指指腹按住迎香穴，由内而外转36圈。

按压孔最穴

快速取穴：在前臂掌面桡侧，与太渊连线上，腕横纹上7寸。

取穴原理：具有清热止血，润肺理气的功用，可用于治疗天气干燥引起的鼻出血。

按摩方法：用拇指指腹用力按压孔最穴2～3分钟，以略感酸痛为度。

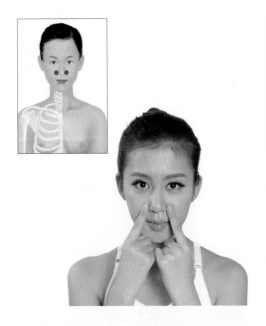

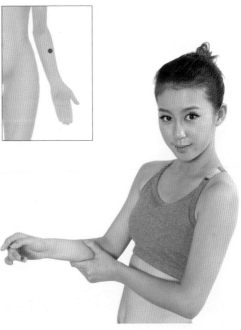

按压上巨虚穴

快速取穴：正坐，屈膝90°，手心对髌骨，手指朝向下，无名指指端处向下量3寸即是上巨虚穴。

取穴原理：有引导人体气血下行的作用，可减轻鼻腔出血部位的压力。

按摩方法：用拇指或示指指腹垂直用力按压上巨虚穴3秒钟后放松，重复操作10次，以有酸痛感为度。

按压下巨虚穴

快速取穴：找到上巨虚穴再向下3寸，即为下巨虚穴。

取穴原理：可用于治疗外力碰撞引起的鼻黏膜毛细血管破裂导致的出血。

按摩方法：用拇指或示指指腹垂直用力按压下巨虚穴2~3分钟，以有酸痛感为度。

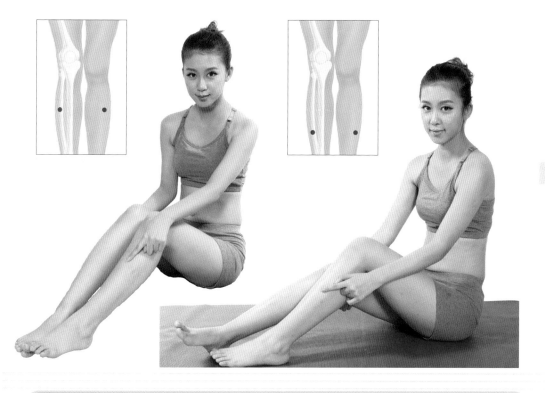

生活调理方

- 发现鼻出血时，应采取坐位或半卧位，头稍向前倾，用盆或碗接鼻血，使患者精神放松。
- 鼻子刚出血时，或出血之后可在患者的额部和颈部进行冷敷，用于冷敷的毛巾要每2分钟浸冷水1次。
- 患者应多食蔬菜、水果，禁食性热的食物，如羊肉、葱、姜等。
- 培养患者良好的卫生习惯，不要用手挖鼻孔，不做有危险的游戏，防止鼻子碰伤等。
- 气候干燥的秋冬季节要多喝水。

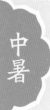

中暑

中暑是指在暑热天气、湿度大和无风的环境条件下，表现以体温调节中枢功能障碍、汗腺功能减退和水电解质丧失过多为特征的疾病。中暑的症状有头痛、头晕、口渴、多汗、四肢无力发酸、动作不协调，严重者会出现热痉挛、热衰竭、日射病和热射病。

对症穴位：少冲穴、人中穴

保健按摩

揉捏少冲穴

快速取穴：位于左右手部，小指甲下缘，靠无名指侧的边缘上。

取穴原理：有清热息风、醒神开窍的功能，可缓解中暑症状。

按摩方法：用右手大拇指和示指轻轻夹住左手小拇指指甲两侧的凹陷处，以垂直方式轻轻揉捏1~2分钟，然后再揉捏右手少冲穴。

掐压人中穴

快速取穴：位于上嘴唇沟的上三分之一与下三分之一交界处。

取穴原理：具有开窍醒神，疏风清热的作用，为急救昏厥要穴。

按摩方法：用拇指尖掐压人中穴，每分钟掐压20~40次。

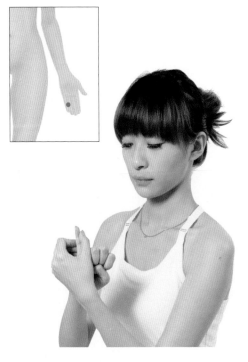

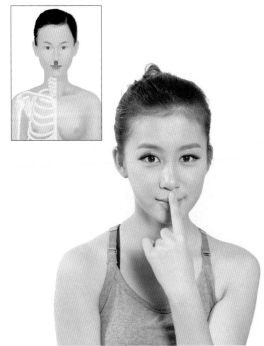

昏厥

昏厥是一种突发性、短暂性、一过性的意识丧失而昏倒，系因一时性、广泛性脑缺血、缺氧引起，并在短时间内自然恢复。引起昏厥的原因有心律失常、心肌梗死、恐惧、紧张、焦虑等心理因素，排尿、颅内外脑血管病变等。

对症穴位：内关穴、人中穴

保健按摩

按揉内关穴

快速取穴：一手握拳，腕掌侧突出的两筋之间的点，距腕横纹三指宽的位置即是内关穴。

取穴原理：有疏通经络的功能，对心脏疾病引起的昏厥有一定的作用。

按摩方法：用一只手的拇指，稍用力向下点压对侧手臂的内关穴后，保持压力不变，继而旋转揉动，以产生酸胀感为度。

掐压人中穴

快速取穴：位于上嘴唇沟的上三分之一与下三分之一交界处。

取穴原理：为急救昏厥要穴，适用于任何原因引起的昏厥。

按摩方法：用拇指尖掐压人中穴，每分钟掐压20~40次。

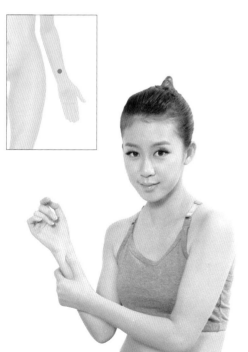

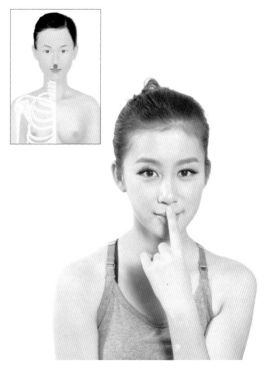

急性腰扭伤是腰部肌肉、筋膜、韧带等软组织因外力作用突然受到过度牵拉而引起的急性撕裂伤，常发生于搬抬重物、腰部肌肉强力收缩时。多见于青壮年和体力劳动者，男性多于女性。

对症穴位：**肾俞穴、命门穴、委中穴**

保健按摩

按摩肾俞穴

快速取穴：两侧肩胛骨下缘的连线与脊柱相交处为第7胸椎，往下数7个突起的骨性标志，在其棘突之下旁开1.5寸处即是肾俞穴。

取穴原理：有强腰利水的作用，可缓解急性腰扭伤引起的疼痛。

按摩方法：两手搓热后用手掌上下来回按摩肾俞穴50~60次，两侧同时或交替进行。

按揉命门穴

快速取穴：两边侧腹部明显突起的骨性标志与腰椎的相交处向上数2个椎体，其棘突下的凹陷处即是命门穴。

取穴原理：可促进腰部血液循环，缓解腰部疼痛。

按摩方法：用拇指指腹按揉命门穴1~3分钟，以有酸胀感为度。

按压委中穴

快速取穴：膝盖后面凹陷中央腘横纹的中点即是委中穴。

取穴原理：有良好的镇痛作用，对腰部疼痛也有一定的作用。

按摩方法：用拇指按压委中穴1~3分钟，以有酸痛感为度。

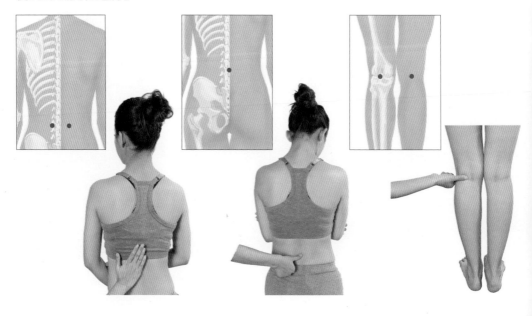

踝关节扭伤

踝关节扭伤是指在外力作用下，关节骤然向一侧活动而超过其正常活动度时，引起关节周围软组织如关节囊、韧带、肌腱等发生撕裂伤。常见症状有踝部明显肿胀疼痛、不能着地、伤处有明显压痛、局部皮下淤血。

对症穴位：承山穴、太溪穴

保健按摩

按压承山穴

快速取穴：小腿用力，在小腿后面正中，有个明显的肌肉分界点，呈人字形，其中央凹陷处即是承山穴。

取穴原理：有理气止痛、舒筋活络的作用，可缓解踝关节扭伤引起的疼痛。

按摩方法：用拇指或示指强力旋转按压承山穴1分钟，停30秒钟再按压1分钟，反复进行，以有酸、麻、胀感或局部胀满为度。

按揉太溪穴

快速取穴：内踝尖和跟腱（脚后跟往上，足踝后部粗大的肌腱）之间的凹陷处即是太溪穴。

取穴原理：可缓解踝关节肿痛，促进踝关节血液循环。

按摩方法：用对侧手的拇指指腹按揉太溪穴3分钟，力量柔和，以有酸胀感为度。

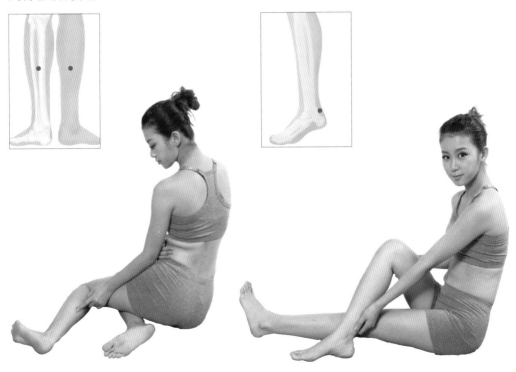

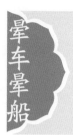

晕车晕船

晕车、晕船是指在乘坐交通工具时，受震动、摇晃的刺激，人体不能很好地适应和调节机体的平衡，使交感神经兴奋性增强导致的神经功能紊乱，引起眩晕、上腹部不舒服、恶心、出冷汗、呕吐等症状，尤其当汽车急刹车、急转弯或突然启动时更厉害。

对症穴位：内关穴、合谷穴

保健按摩

压揉内关穴

快速取穴：一手握拳，腕掌侧突出的两筋之间的点，距腕横纹三指宽的位置即是内关穴。

取穴原理：有调节神经中枢的作用，可有效治疗晕车、晕船。

按摩方法：用一只手的拇指，稍用力向下点压对侧手臂的内关穴后，保持压力不变，继而旋转揉动，以产生酸胀感为度。

捏揉合谷穴

快速取穴：将拇指、示指并拢，肌肉隆起的最高点即为合谷穴。

取穴原理：可直接作用于肠胃，缓解晕车、晕船引起的恶心、呕吐等症状。

按摩方法：用示指、拇指夹住合谷穴捏揉，捏揉时缓缓呼气，吸气时手不要动。每侧按揉2～3分钟，左右各4~5次。

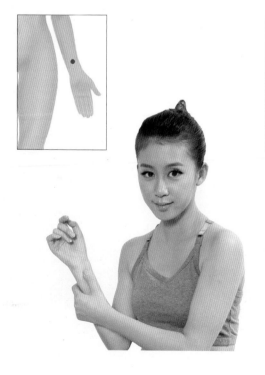

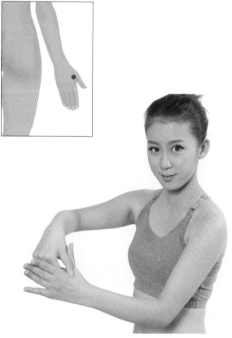

宿醉

宿醉是指喝酒过量造成第二天早上的不适。这是因为大量饮酒后，肝细胞无法将有害物质乙醛全部处理，而造成急性中毒症状。其主要症状有头痛、口渴及胃部不适。

对症穴位：天柱穴、百会穴、合谷穴

保健按摩

按揉天柱穴

快速取穴：位于后头骨正下方凹处，也就是后颈处有一块突起的肌肉侧凹处，后发际正中旁开约1.3寸左右。

取穴原理：可帮助松弛颈部酸痛感，缓和宿醉引起的头痛、头晕等不适症状。

按摩方法：用拇指和示指同时按揉两侧天柱穴2分钟。

按揉百会穴

快速取穴：头顶部，两耳尖连线的中点处。

取穴原理：有通络止痛，改善脑部血液循环，缓解宿醉引起的各种不适症状。

按摩方法：用一只手示指、中指、无名指按头顶，用中指揉百会穴，其他两指辅助，顺时针转36圈。

捏揉合谷穴

快速取穴：将拇指、示指并拢，肌肉隆起的最高点即为合谷穴。

取穴原理：可缓解宿醉引起的肠胃不适等症状。

按摩方法：用示指、拇指夹住合谷穴捏揉，捏揉时缓缓呼气，吸气时手不要动。每侧按揉2~3分钟，左右各4~5次。

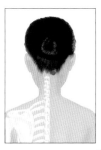
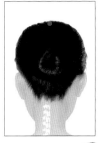
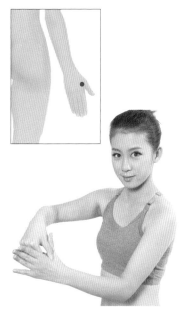
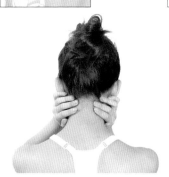
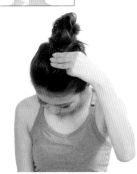

<table>
<tr><td>落
枕</td><td>落枕是以颈部肌肉痉挛、酸胀、疼痛、转动失灵为主要症状。主要由两方面原因引起：一是肌肉扭伤，如夜间睡眠姿势不良，引起颈部一侧肌肉紧张，时间较长即发生静力性损伤；二是感受风寒，如睡眠时受寒，盛夏贪凉，使颈背部气血凝滞，筋络痹阻。</td></tr>
</table>

对症穴位：风池穴、风府穴、肩井穴

保健按摩

按揉风池穴

快速取穴：双手置于耳后，掌心向内，指尖朝上，四指轻扶头两侧，大拇指指腹位置的穴位即是风池穴。

取穴原理：疏散风寒，防治气血瘀滞引发的落枕。

按摩方法：将双手示指或拇指指腹放在同侧风池穴上，其余四指放在头部两侧，适当用力按揉0.5~1分钟。

按揉风府穴

快速取穴：沿脊柱直上，入后发际上一横指处即是风府穴。

取穴原理：有散风息风，通关开窍的功能，可缓解头颈部疼痛。

按摩方法：用右手拇指按揉穴位，其余4指在头上部固定住，力度适中，每次按摩30~50次。

按压肩井穴

快速取穴：双手交抱，掌心向下放在肩上，中间三指放在肩颈交会处，中指指腹所在的位置即是肩井穴。

取穴原理：放松颈部肌肉，缓解肌肉痉挛。

按摩方法：用示指和中指按压肩井穴1~3分钟，以有酸胀感为度。

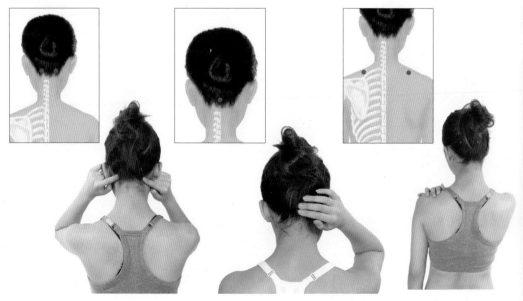